Carl Friedrich Theodor Krause

Über das Alter der Menschenpocken und anderer exanthematischer Krankheiten

Historisch-kritische Untersuchung

DOGMA

Carl Friedrich Theodor Krause

Über das Alter der Menschenpocken und anderer exanthematischer Krankheiten

Historisch-kritische Untersuchung

ISBN/EAN: 9783955076696

Auflage: 1

Erscheinungsjahr: 2009

Erscheinungsort: Bremen, Deutschland

Ueber das

Alter der Menschenpocken

und anderer

exanthematischer Krankheiten,

historisch-kritische Untersuchung

von

Carl Friedr. Theod. Krause M. D.

———————

Οὐ γάρ τι νῦν γε κἀχθές, ἀλλ᾽ ἀεί ποτὲ
Ζῇ ταῦτα· κοὐδεὶς οἶδεν ἐξότου φάνη.
Soph. Antig.

———————

Hannover,
in der Hahn'schen Hofbuchhandlung.
1825.

Herrn Hofrath und Leibarzt

Stieglitz

zum Zeichen

tiefgefühlter dankbarer Verehrung

gewidmet.

Einleitung.

Zehn Jahrhunderte hindurch schwebt bereits der große Streit über das wahre Alter der Pocken und Masern, ohne noch, trotz des sorgfältigsten Studiums dieser Krankheiten, und einer voluminösen Litteratur, der Frucht desselben, zur Entscheidung. gekommen zu seyn. Von Arrasi an, dem ersten, der Galens Bekanntschaft mit diesen Krankheiten vertheidigt, bis auf die neuesten Zeiten, haben die Aerzte aller Nationen in zwei Parteien sich geschieden, von denen eine jede einer gänzlich verschiedenen Meinung huldigt. Die eine, seit des großen Werlhofs gelehrter und scharfsinniger Untersuchung dieses Gegenstandes wirklich zahlreichere, behauptet den jüngern Ursprung der Pocken und Masern. Diese erschienen, sagen ihre Anhänger, bei den Arabern, während der Belagerung von Mekka im Jahre 569 oder 572, zum erstenmale, menigstens in der damals bekannten Welt, wenn sie gleich schon früher im Innern Afrika's. existirt haben, und von dort den Arabern mitgetheilt seyn mögen. Lange Zeit hindurch sind sie diesem Volke aus=

schließlich eigen geblieben, und haben nur nach und nach, durch die großen Eroberungen Muhammed's und seiner Nachfolger, weiteren Raum für ihre Verbreitung gewonnen. Endlich haben sie seit den ersten Kreuzzügen, am Ende des eilften und im Anfange des zwölften Jahrhunderts, den Kreuzfahrern sich mitgetheilt, und durch Verschleppung des Contagiums allmählig im ganzen Europa sich einheimisch gemacht, von wo aus sie dann auch in die neue Welt übergegangen sind. Die Glieder der zweiten Partei behaupten dagegen, daß diese exanthematischen Krankheiten durchaus nicht neueren Ursprungs seyn können, daß sie ein gleich hohes Alter, als das Menschengeschlecht selbst, haben; daß sie den Völkern des Alterthums wohl bekannt gewesen und bei diesen in einer Form geherrscht haben, die von derjenigen, welche sie in unserer Zeit tragen, durchaus nicht, oder doch nur wenig verschieden gewesen sey. Bei denjenigen Völkern, die eine uns aufbehaltene Litteratur besitzen, werde man auch befriedigende schriftliche Nachrichten von der Existenz dieser Krankheiten antreffen.

Was nun die Gründe betrifft, auf welche diese beiden verschiedenen Ansichten gestützt sind, so wissen die Anhänger der ersteren fast nichts zu ihren Gunsten anzuführen, als das Stillschweigen der griechischen und römischen medicinischen Schriftsteller. Sehr unwahrscheinlich finden sie es, daß so treue Beobachter, wie Hippocrates, Plinius, Celsus, Aretaeus, Galen, Alexander Trallianus u. a. m. eine genaue und vollständige Beschreibung der ausgezeichneten und furchtbaren Pockenkrankheit nicht hinterlassen haben sollten, wäre ihnen diese wirklich bekannt gewesen. Dagegen finden ihre Gegner die Annahme noch unwahrscheinli=

cher, daß die Ursachen, welche eine so allgemein verbreitete
Krankheit erzeugten, so viele Jahrhunderte hindurch ge=
schlummert haben sollen; daß das Uebel so plötzlich gleich=
sam vom Himmel gefallen sey, und der Jahrstag seiner er=
sten und sogleich vollständig ausgebildeten Erscheinung be=
rechnet werden könne. Sie stützen sich auf das Stillschwei=
gen aller arabischen Aerzte über die neuere Entstehung
der Krankheit; bei keinem derselben finde sich die Behau=
ptung, daß diese Krankheiten bei ihrem Volke erzeugt, oder
ihm ursprünglich eigen gewesen, noch auch während des
Elephantenkrieges zum erstenmale sich gezeigt habe. Dieses
nicht abzuleugnende Stillschweigen der Araber, sey eben so
beweisend für ihre Meinung, als das der Griechen und
Römer für die der Gegner. Letzteres sey überdies nur
scheinbar, denn man finde bei den Aerzten, Geschichtschrei=
bern und Dichtern der letztgenannten Völker allerdings
Spuren der Pocken und Masern, theils nur in kurzen An=
deutungen, theils aber auch in ausführlichen Schilderungen.
Daß diese haben verkannt werden können, erkläre sich da=
her, daß die Alten die Pocken und Masern nicht als ei=
genthümliche Krankheiten, sondern als zufällige nicht con=
stante Formen der Pest, mit welchem Namen sie ein jedes
weit verbreitetes und einen großen Theil der Bevölkerung
hinraffendes Uebel belegten, angesehen haben. Vorzüglich
gelte dieses von den bösartigen und besonders tödtlichen
Pockenepidemien. Die gelinde Pockenkrankheit aber sey von
den vielen andern symptomatischen und kritischen Eruptio=
nen, wie sie bei verschiedenen Fiebern vorkommen, nicht
unterschieden. Daher finde sich auch bei den Griechen und
Römern kein eigener, diesen Exanthemen ausschließlich re=

fervirter Name vor, wie bei den Arabern von Rases an,
sondern verschiedene Benennungen von unbestimmterer Be=
deutung. Endlich würde auch ein gänzliches Stillschweigen
der Alten nicht beweisend seyn; da sie durchaus keine, oder
nur mangelhafte und unklare Beschreibung von manchen
anderen Krankheiten geben, deren uralte Existenz darum
doch nie in Zweifel gezogen sey. —

Der Streit ist an sich nicht unwichtig, da sein Vor=
wurf so genau mit der Erkenntniß des Wesens der ge=
nannten Krankheiten zusammenhängt, welche nicht allein
aus ihrer ausgebildeten Erscheinung, sondern auch aus den
Bedingungen ihrer Entstehung geschöpft werden muß. Lei=
der liegen letztere, wie bei so vielen anderen Krankheiten,
so tief im Organismus des Alls und des Individuums
verborgen, daß das unbefriedigende Resultat der Bemü=
hungen, jene geheimnißreiche Dunkelheit zu durchdringen,
den bescheidenen Forscher zu demüthiger Anerkennung der
Stumpfheit des geistigen Auges führen wird. — Unver=
kennbar scheint es, daß die Lehre vom Contagium, wie sie
seit Fracastori's, Fernels und Mercurialis Zeiten nach und
nach bestimmter sich ausgebildet hat, von nicht geringem
Einflusse auf die Verbreitung der ersteren jüngeren Mei=
nung gewesen sey. Wenn man die Empfänglichkeit des
menschlichen Körpers für die Pockenkrankheit nur als Ne=
benbedingung ihres Entstehens betrachtet, dieses dagegen
von der Einwirkung eines Contagiums allein abhängig an=
sieht, so kann die Annahme Eingang gewinnen, daß ein
solches Contagium zu einer gewissen Zeit nicht existirt, zu
einer andern unter gewissen Umständen sich ausgebildet,
und allmählig sich weiter verbreitet habe. Erkennt man

dagegen als erſte und weſentlichſte Bedingung zur Entſte=
hung dieſer Krankheit eine angeborne Anlage an, die nicht
allein dem Menſchengeſchlechte, ſondern auch allen Thier=
klaſſen höherer Organiſation eigen iſt: hält man ſich über=
zeugt, daß der eigenthümliche Krankheitsproceß, durch wel=
chen die Tilgung der Pockenanlage zu Stande kommt, nicht
jedesmal und einzig allein durch das Contagium hervorge=
rufen wird, ſondern dieſes nur den ſicherſten Angriff auf
die Anlage macht, und von ſeiner Intenſität nur der rei=
nere oder unbeſtimmtere Ausbruck der Form abhängt: ſo
wird man ſich geneigt fühlen, die Pockenkrankheit für eben
ſo alt, als das Menſchengeſchlecht ſelbſt, zu halten. Jene
Bedingungen laſſen ſich füglich in folgende Sätze zuſam=
menfaſſen:

1) Die Anlage zur Pockenkrankheit iſt dem Menſchen
und einigen Thierklaſſen, wahrſcheinlich allen warmblüti=
gen, angeboren.

2) Dieſe Anlage wird in einer früheren oder ſpäteren
Periode des Lebens durch einen eigenthümlichen Krank=
heitsproceß getilgt, und zwar bei allen Menſchen, mit
äußerſt ſeltenen Ausnahmen.

3) Wie dieſe Tilgung vor ſich gehe, iſt unbekannt;
ſie erfolgt unter kräftigern oder ſchwächeren Fieberbewegun=
gen, die man deshalb das Tilgungsfieber genannt hat.

4) In der Regel äußern ſich vor, während und nach
der Tilgung merkliche Krankheitserſcheinungen, welche in
einer beſtimmten Ordnung auf einander folgen; und unter
dieſen ein puſtulöſes Exanthem (Variola und Vaccine) von
einem gewiſſen regelmäßigen Verlaufe. Dieſe Krankheits=
erſcheinungen geben für die ſinnliche Wahrnehmung die

allein sichern Zeichen, daß die Tilgung vollstän=
dig erfolgt sey; sie sind aber nur der Reflex der
Tilgung, und zu dieser nicht wesentlich noth=
wendig.

4) Die Tilgung kann, mit oder ohne Exanthem, ohne
Einwirkung des eigenen Contagiums zu Stande kommen
— die Pockenkrankheit kann durch generatio originaria
entstehen.

6) Den kräftigsten Angriff auf die Pockenanlage, und
die sicherste Tilgung, bewirkt aber das Contagium der Va=
riola und Vaccine, welches, nach seiner Intensität, eine
heftigere oder gelindere Reaction hervorruft: das der Vac=
cine ist im Allgemeinen milder, aber gleich mächtig zur
Tilgung der Anlage. —

Ziemlich ähnliche Sätze lassen sich für die Masern und
die Scharlachkrankheit, von denen die erstere zugleich mit
den Pocken, die zweite aber noch später entsprungen seyn
soll, und lange Zeit hindurch als von den Masern ver=
schieden nicht erkannt wurde, aufstellen. Sie sind von
der höchsten praktischen Wichtigkeit, da sie die Ausrottung
der Pocken auf allen den Wegen, welche bis auf Jenners
Zeit vorgeschlagen worden sind, als unausführbar erweisen,
und die Nothwendigkeit einer niemals einzustellenden Vac=
cination, um auf die gefahrloseste Weise in jedem einzelnen
Individuum die Anlage zu tilgen, bezeugen. Den wissen=
schaftlichen Beweis obenstehender Punkte hat K r a u s so
vollständig geführt [1]), daß ich durchaus auf ihn verweisen,

---

1) Die Schutzpockenimpfung in ihrer endlichen Entschei=
dung u. s. w. Nürnberg 1820. Abth. II. Abschn. 2.

und nur in der Aeußerung ihm nicht beistimmen kann, daß allein in wärmeren Klimaten die Variola ursprünglich und ohne Ansteckung sich erzeuge: daß dieses daselbst nur häufiger, als in kälteren Klimaten, der Fall seyn möge, scheint er selbst durch die unbestimmte Abfassung jener Behauptung zuzugeben. Der Theil des praktischen Beweises aber, welcher die Existenz der Pockenkrankheit in den entferntesten Zeiten der Geschichte zeigen muß, bedarf noch einer umfassendern Ausführung. Bevor wir jedoch zu dem Ende den Spuren dieser Krankheit in den Schriftstellern des Alterthums nachforschen, möge hier eine kurze historische Darstellung von dem Gange des Streites, und eine allgemeine Musterung der Vorkämpfer beider Parteien eine Stelle finden.

Rases ist der erste aller Pockenschriftsteller, welcher seine Meinung über den fraglichen Gegenstand dahin abgiebt, daß Galen die Pocken gekannt habe [1]. Nicht daß schon damals ein Zweifel an das hohe Alter der Krankheit sich erhoben hätte: sondern lediglich Galens Ehrenrettung, dem der Vorwurf der Unvollständigkeit gemacht wurde, veranlaßt ihn zu dieser Aeußerung. Keinem der späteren

---

Vergl. Kiefer über das Wesen und die Bedeutung der Exantheme, Jena 1812, und System der Medicin Bd. I. Halle 1817. S. 564. 683.

[1] Tract. de variolis et morbillis, cap. 1. S. Mead's und Channing's Uebersetzungen, erstere in Mead Opp. med. Götting. 1748. Tom. I.; letztere, arabisch und lateinisch, Lond. 1766. — Rhaz. Continens L. XVIII. c. 8. bei Channing S. 242.

Araber und Arabisten kommt es in den Sinn, die uralte
Existenz der Krankheit, und die Bekanntschaft der Alten
mit ihr, in Abrede zu stellen; erst während des Wiederauf=
blühens der Wissenschaften erhob sich der Streit, und wurde
nicht ohne Hitze, aber unentschieden, bis zum achtzehnten
Jahrhunderte hin geführt. In diesem Zeitraume behaupte=
ten die Vertheidiger des hohen Alters das Uebergewicht,
durch die große Anzahl und das verdiente Ansehen der
Männer, die in ihren Reihen standen. Gegen Roderich
Fonseca, Vibus Vibius, Valleriola, Hucher,
Hieron. Mercurialis, Herm. Conring und Ha=
fenreffer, welche für den jüngeren Ursprung sich erklär=
ten, erhoben sich Manarbus, Leonh. Fuchs, Fer=
nel, Andr. Laurentius, Primerose, Forest, Za=
cutus Lusitanus, Horatius Augenius, Fra=
castori, Duncan Libbel, Schenk von Grafen=
berg, Sennert, Webel, Melch. Sebiz, Drehin=
court, Diemerbroeck, Meibom, Salmasius,
Fab. Paulinus und Huet ¹). Die meisten von diesen

---

1) Foresti obs. et curat. medic. L. B. 1589. Lib.
VI. observ. 41. — Zucuti Lus. medicor.
princ. hist. Lugd. B. 1657. Lib. II. quaest. 2.
— Schenk a Grafenb. Obs. med. Francof. 1600.
L. VI. Obs. 103. — Melch. Sebiz de var. et
morb. diss. 2da. Argent. 1642. — Dunc. Lid-
del de febrib. Hamb. 1512. L. III. c. 8. —
Diemerbroeck de var. et morb. c. 1. Ultraj.
1685. — Drelincourt diss. de var. et morb.
L. B. 1675. u. 1702. Fabii Paulini Praelectio-

beschränken sich auf den Ausspruch: die Krankheit sey den Griechen bekannt gewesen, und von ihnen unter den Exanthemen mit abgehandelt: nur einige von ihnen, z. B. Zacutus und Sennert, geben einzelne wenige griechische und lateinische Schriftstellen an, welche sie als Beschreibungen der Pocken ansehen, und suchen auch von der Seite der Induction her den Beweis zu führen. Huet läugnet die Existenz der Pocken bei den älteren Griechen und Römern, erkennt aber ihre Verbreitung während der ersten Jahrhunderte christlicher Zeitrechnung an. Die Gegner suchen die behauptete Nothwendigkeit der uralten Existenz der Pocken und Masern, je nach verschiedenen Theorien, zu widerlegen, und sprechen über die Schriftstellen griechischer und lateinischer Aerzte geradehin ab, ohne sie einer ausführlicheren Kritik zu würdigen. Diese Partei fand am Ende des siebenzehnten und zu Anfange des achtzehnten Jahrhunderts sehr gewichtigen Anhang durch Sibobre [1]),

nes Marciae s. com. in Thucyd. historiam de peste Atheniens. Ven. 1603. p. 303.

Valleriola und Hucher werden von Zacutus angeführt. Vid. Vidius de curatione generatim Francof. 1595. L. VI. c. 6. — Herm. Conring de var. et morb. Helmst. 1641. — Sam. Hafenreffer Pandocheion aiolodermon, in quo cutis etc. affectus traduntur, etc. Tüb. 1630. — Wo die übrigen der obengenannten Schriftsteller ihre Meinung ausgesprochen, hat Gruner angegeben in Morborum antiquitates etc. Vratisb. 1774. p. 16. u. 17.

1) de var. et morb. L. B. 1702. c. 7.

Stahl [1]), Caef. Marefcotti [2]), Lifter [3]), Le
Clerc [4]) Mead [5]) und Freind [6]). Diese können sich
nicht überzeugen, daß unter den von den Griechen und
Römern hinterlaffenen Beschreibungen der Exantheme auch
Pocken und Masern gemeint sind, sondern halten dafür
(vorzüglich Mead), daß diese Krankheiten schon seit länge=
rer Zeit im Innern Afrikas exiftirt haben, und von dort
aus den Arabern mitgetheilt worden sind. Freind nennt
die entgegengesetzte Meinung eine Chimäre; er kann aber
nicht befriedigend angeben, von welcher Art die in den
streitigen Stellen bezeichneten Eruptionen, die nicht Pocken
seyn sollen, eigentlich waren.

In dieser Periode nahmen sich des Streits zwei Män=
ner an, welche durch die Art, wie sie ihn führten, und
durch ihren bereits erworbenen Ruhm, zu Häuptern der
beiden Parteien für eine längere Zeit sich aufwarfen. Er=
freulich erscheint bei dem Lefen der Schriften Hahns [7]),

---

1) Diss. de var. et morb. Hal. 1709. §. 4.

2) Tract. de var. 1723.

3) Tractat. de var. Genev. 1696. p. 1.

4) Histoire de la Médecine. à Amsterdam 1723.
   p. 776.

5) de var. et morb. c. 1., in Opp. med. Gött.
   1748. Tom. 1.

6) Historia medicinae, vert. J. Wiggan. Lond.
   1733, an verschiedenen Stellen des zweiten Theils.

7) Variolarum antiquitates nunc primum e
   Graecis erutae a Joh. Godofr. Hahn. Brigae

und vorzüglich Werlhofs [1]), der Ernst und die Gründ=
lichkeit, mit welcher sie den Gegenstand behandelten, den
Scharfsinn, mit welchem sie ihn beleuchteten, die ausge=
breitete Gelehrsamkeit, die sie bei ihren mühsamen Unter=
suchungen unterstützte, die Eleganz des von aller Animosi=
tät entfernten Ausdrucks. Hahn bemüht sich in seiner er=
sten Schrift vorzüglich zu zeigen, daß die Griechen von den
Pocken unter dem Namen der Anthrakes geredet haben.
Er untersucht ausführlich die von diesem Uebel handelnden
Stellen in den Werken griechischer und römischer Aerzte
und Naturforscher, und zeigt gründlich und unwiderleglich,
daß es nicht jedesmal der wahre Pest= oder der idiopathi=
sche Karbunkel sey, was sie unter diesem Namen beschrie=
ben; und sucht aus den Schriften der arabischen Aerzte
darzuthun, wie die Lehre derselben vom Anthrax oder Kar=
bunkel, und den Anthrakes oder Pocken, von den Grie=
chen herstamme. So nach hat er die Beweisführung des
hohen Alters der letzteren nur von einer Seite aufgenom=
men: auch läßt sich nicht verkennen, daß er in dem Eifer,
seine Ansicht recht glänzend und erschöpfend zu verfechten,
einige Stellen der Alten, die offenbar vom wahren Kar=

1733. — Deff. Carbo pestilens a carbunculis
s. variolis veterum distinctus Vratisl. 1736. —
Auch gehört zum Theil hieher seine Variolarum ra-
tio Vratisl. 1751. u. Morbilli variolarum vin-
dices, Vratisl. 1753.

1) Disquis. de variolis et anthracibus. Hannover.
1735 und in Opp. med. ed. Wichmann. Hann.
1775. P. II.

dunkel handeln, außer dem Zusammenhange hingestellt, ver=
stümmelt und verdreht hat. Werlhof sucht zuerst seine
Leser aus allgemeinen Gründen von der Unbekanntschaft
der Alten mit der Krankheit zu überzeugen, wohl fühlend,
daß, wenn dieses gelinge, die Widerlegung Hahns leicht
seyn werde. Dann folgt er dem Gange der Hahn'schen
Untersuchung, um Schritt für Schritt darzulegen, wie in
allen den vom letzteren angeführten Schriftstellen nur vom
eigentlichen Karbunkel die Rede sey. Daß dieses zum
Theil mit glänzendem Erfolge geschieht, läßt sich nach der
erwähnten Behandlungsweise Hahns erwarten: die Stellen
aber, welche auf den wahren Karbunkel sicherlich nicht be=
zogen werden können, werden weit unbefriedigender von
ihm, als von seinem Gegner, ausgelegt. In der zweiten
Schrift des letzteren wird noch genauer, als in der ersten,
der wesentliche Unterschied zwischen dem Anthrax und den
Anthrakes bei den Griechen geltend gemacht, welchen sein
großer Gegner zu leicht behandelt, und die erste Abhand=
lung Hahns, deren Stärke auf der Darstellung dieser
Verschiedenheit vorzüglich ruht, hin und wieder mißverstan=
den hat. — Obgleich nun auch Triller [1]) und später=
hin Plenciz [2]) Hahns Partei ergriffen, ersterer mehr
auf historische Untersuchungen, letzterer auf seine Theorie

---

[1]) Epistolae duae de anthracibus et variolis veterum, herausgegeben mit Hahns carbo pestilens
u. s. w. Vratisb. 1736.

[2]) Opp. medico-physica. Vind. 1762. Tract. II.
(de variol.) §. 4—9.

des Contagiums sich stützend — so behielten doch im All=
gemeinen die Vertheidiger des jüngeren Ursprungs die
Oberhand, seitdem sie öfters ihre zaghafter gewordenen
Gegner, allein mit dem berühmten Namen eines Werlhof,
ohne eigene Mühe, aus dem Felde schlagen konnten.

Hin und wieder fühlte man jedoch, daß die Untersu=
chung noch nicht ganz zum Schlusse gekommen sey. Pau=
let ¹) nahm sie nach dreißig Jahren von Neuem auf —
er schließt nach einer wirklich oberflächlichen Kritik der Be=
schreibungen, welche griechische und römische Aerzte von
den Exanthemen hinterlassen haben, daß die Krankheit der
Pocken ihnen unbekannt gewesen sey. Daß diese dagegen
bereits im sechsten Jahrhunderte n. Chr. in Frankreich ge=
herrscht habe, nimmt er auf das Zeugniß einer alten Chro=
nik an; nicht, weil diese eine vollständigere Charakteristik
der Menschenblattern enthält, sondern weil in ihr das
Wort Variola vorkommt; das ängstliche Hangen an ei=
nem Namen führt ihn also zu einer großen Inconsequenz.
Sarcone ²) theilt Meads und Paulets Meinung; Dims=
dale ³) setzt dagegen die erste Erscheinung in Europa
in das dreizehnte Jahrhundert, und behauptet die Verbrei=
tung des Contagiums durch die Kreuzfahrer. Auch Gru=

---

1) Histoire de la pétite - vérole. Paris 1768.
   Tome I.

2) Del contagio del vajuolo e della necessità di
   tentare d'estirpazione. Napoli 1770.

3) Dimsdales Schriften über die Einpfropfung der Blat=
   tern in England. A. d. Engl. Leipz. 1782. S. 307.

ner [1]) fand sich gedrungen, Hahns Schriften einer neuen
Kritik zu unterwerfen. Den größten Theil seiner Abhand=
lung nimmt die Untersuchung der Hippocratischen, von
Galen weiter ausgeführten, Lehre von den verschiedenen
papulösen, tuberkulösen und pustulösen Hautaffectionen
ein, deren Verwirrung aufzuklären ihm schlecht geglückt
ist; und wenn gleich auf jeder Seite seine große Erudition
und Belesenheit in den Werken der Alten sich zeigt, so
macht doch der leidenschaftliche Ton einen um so unange=
nehmeren Eindruck, als seine Abhandlung fast nichts ent=
hält, was nicht bereits von Werlhof besser und ausführli=
cher gesagt worden wäre. Elsner [2]) bringt die Entste=
hung und Verbreitung der Pocken mit den Zügen der Van=
dalen und Hunnen in Verbindung, ist jedoch auch nicht
abgeneigt, ihre Erzeugung aus dem Zusammentreffen der
wahren Pest, im zweiten Jahrhunderte n. Chr., mit den
schon früher existirenden Varicellen abzuleiten. Indem er
überhaupt nur einen Umriß des in Frage stehenden Ge=
genstandes in kurzen Andeutungen giebt, fühlt er sehr leb=
haft das Unbefriedigende der früheren Untersuchungen, und
das Bedürfniß einer neuen. Höchst ausführlich hat ein
Sicilianer, F. M. Scuberi [3]), den fraglichen Punkt

---

1) A. a. D. S. 16—65.

2) Ein Paar Worte über die Pocken und ihre Inocula=
tion. Königsb. 1787. S. 50. ff.

3) De variolarum morborumque contagios. ori-
gine, causa, atque facili exstinctione. 2 Vol.
Neapoli .1789.

behandelt, um darauf seine Behauptung des außereuropäi=
schen Ursprungs aller epidemischen Krankheiten, und die
Möglichkeit ihrer Ausrottung zu gründen. Die Bekannt=
schaft der Alten mit den Pocken und Masern überhaupt
vertheidigend, glaubt er, daß diese Uebel zur Zeit des pe=
loponnesischen Krieges aus Aethiopien nach Griechenland
gekommen, und die Athenienfische Pest constituirt haben.
Die Erysipelata des Hippocrates als eine Pockenepide=
mie darzustellen, ist ihm gänzlich mißglückt; dagegen stimmt
er an mehreren Stellen mit Hahn überein, obgleich er
dessen Schriften sich nicht hat verschaffen können. Mehrere
der wichtigsten Stellen in den Schriften der Alten sind ihm
aber durchaus unbekannt geblieben, und in anderen, trotz der
ermüdendsten Weitschweifigkeit, mit der sie commentirt wer=
den, sehr wichtige Umstände und Beziehungen übersehen;
auch werden solche Puncte, die zu den von ihm erfochtenen
Ansichten nicht passen wollen, leichthin überhüpft, oder gar
verstümmelt und verdreht, so daß das corpulente Werk
durch Geschwätzigkeit langweilig, durch Mangel an Aufrich=
tigkeit und Gründlichkeit aber unzuverlässig ist. Spren=
gel datirte früherhin [1]), Werlhof und Gruner folgend,
die ersten Nachrichten von der Krankheit von den Arabern
her, glaubte jedoch nicht an die Uebertragung derselben von
den Habessiniern zu den Arabern, da sie zu Aarons Zeit,
um das Jahr 622, schon ziemlich gut bekannt, und nicht
mehr neu gewesen seyn müsse. Im südlichen Europa habe

---

1) Versuch einer pragmatischen Geschichte der Arzneikunde.
Leipz. 1793. Bd. II. S. 286 — 291.

sie sich schon gegen die Mitte des achten Jahrhunderts, durch die großen Eroberungen der Saracenen verbreitet. In Folge einer selbstständigen Untersuchung erkannte er jedoch bald nachher [1]), daß eine große Pockenepidemie im Abendlande zu gleicher Zeit, wenn nicht früher als im Morgenlande geherrscht habe; und sieht die Dunkelheit, welche die Entstehung des Uebels umschwebe, bisjetzt noch nicht aufgehellt [2]).

Nach wenigen Jahren brachte das Bestreben, die Bedeutung der neuerkannten Form der Pockenkrankheit, der Vaccine, aufzufassen, den Streit vorzüglich in die Hände der Engländer. Woodville [3]) setzt den „ursprünglichen Anfang" der Krankheit in das Jahr 569, bestreitet übrigens ihre, von Dimsdale behauptete, erste Verbreitung in Europa durch die Kreuzzüge. Moore [4]) führt Woodvilles Meinung in seiner trefflichen Geschichte der Pocken weiter aus. Gegen die Annahme, daß diese Krankheit von den Griechen und Römern geschildert sey, wiederholt er nur kurz die gewöhnlichen Einwendungen, obgleich er nicht leugnen kann, „daß einige jener Beschreibungen so treffend auf die

---

1) Beiträge zur Geschichte der Medicin, Bd. I. St. 1. Halle 1794. S. 7 — 36.

2) Versuch einer pragm. Gesch. der Arzneikunde, dritte Aufl. Th. II. S. 276. Halle 1823.

3) History of the Inoculation of the Small-pox. Lond. 1796.

4) History of the Small-pox. London 1815. Chapt. 1 — 4.

Men-

Menschenblattern passen, daß sie auch den Erfahrensten
täuschen könnten." Dagegen beweist er überzeugend die
uralte Existenz derselben in Asien, und (gegen Mead und
Dimsdale) ihre Verbreitung in Europa lange vor den
Kreuzzügen. Moore ist derjenige, welcher vorzüglich glücklich und umfassend die wahren Quellen für diesen Zeitraum
der Pockengeschichte benutzt hat, nämlich die Chroniken des
sechsten bis dreizehnten Jahrhunderts, aus denen er freilich
manches Ungehörige beibringt, aber auf eine Weise, die das
Buch sehr anziehend macht. Bateman [1] erklärt sich
unumwunden für die Bekanntschaft der Alten mit den Pok-
ken, den Masern und dem Scharlach; Monro [2] aber, ohne
sich selbst für die eine oder die andere Meinung bestimmt
zu entscheiden, theilt mit Vorliebe, wie es scheint, die ge-
sammelten Thatsachen und Raisonnements des Obersten
Wilks mit, welcher den Pocken ein eben so hohes Alter
anrechnet, als dem Menschengeschlechte selbst, und in Indien von der originairen von einem Contagium unabhän-
gigen Erzeugung dieses Uebels überzeugt wurde. — Auch
der berühmte Willan beschäftigte sich in der letzten Zeit
seines Lebens mit diesem Gegenstande, wobei ihn der Tod
überraschte, bevor er die letzte Hand an eine Ausarbeitung
legen konnte, welche kürzlich von seinem Freunde Ashby

---

[1] Practical synopsis of cutaneous diseases. London 1814. p. 63 — 66.

[2] Observations on the different kinds of Small-
pox. Edinb. 1818. p. 36. ff.

Smith herausgegeben worden ist [3]). Diese kleine Schrift
enthält die vollständigste Sammlung von Materialien für
den historischen Beweis, daß die genannten Exantheme so=
wohl den Völkern des Alterthums, als auch, längere Zeit
vor den Kreuzzügen, den nördlichen Europäern bekannt ge=
wesen sind. Es werden die Symptome der großen Seu=
chen, welche vom dritten bis fünften Jahrhunderte n. Chr.
herrschten, erklärt; es werden manche, früherhin ganz
übersehene Stellen des Galen, welche von der Pest han=
deln, in das rechte Licht gestellt, mehrere Sätze aus den
ächten und unächten Hippocratischen Schriften commentirt,
der wahren Bedeutung der Anthrakes und des Ignis
sacer nachgeforscht; und endlich aus Chroniken und
Handschriften viele Nachrichten von den Epidemien zusam=
mengetragen, welche, vom sechsten bis zehnten Jahrhunderte,
Frankreich, Deutschland und die brittischen Inseln überzo=
gen. Dadurch wird diese Abhandlung zu der reichhaltig=
sten, welche zu Gunsten des hohen Alters der Blattern
noch erschienen ist; von den Arbeiten der Vorgänger wird
aber durchaus keine Notiz genommen, und vergebens sucht
man in ihr nach einer Widerlegung der Einwürfe, welche
die Gegenpartei gegen die Auslegung einzelner alter Schrift=
stellen erhoben hat.

Endlich ist eine deutsche Schrift kürzlich erschie=

---

1) An Inquiry into the Antiquity of the Small-
pox, Measles, and Scarlat Fever, in Miscella-
neous Works of the late Rob. Willan, ed. by
Ashby Smith. Lond. 1821.

nen [1]), welche den jüngern Ursprung der genannten Krankheiten von Neuem darzustellen sucht. Schnurrer ist so
durchaus Webster und Moore gefolgt, daß ihm bei der
Aufzählung der einzelnen Seuchen niemals auch nur der
Gedanke kommt, daß diese oder jene eine Pockenepidemie
gewesen seyn könne, sondern lieber die gewagtesten Erklärungen versucht. Bei einigen Seuchen neuerer Zeit kann er
sich einer Annahme dieser Art, troß seiner Anhänglichkeit
an Moore, nicht erwehren, widerruft sie aber dann fast
jedesmal; eine Unsicherheit, welche einen unerfreulichen
Eindruck auf den Leser macht. Die leitende Idee des
ganzen Buchs aber wird auf die Pockenkrankheit höchst
unbefriedigend angewandt. Nach Schnurrers Ansicht stehen große Epidemien, das Verschwinden bekannter, und
das Auftreten neuer Krankheiten mit tiefliegenden Altera-
tionen der Erde als Planeten, die sich durch ungewöhnliche Naturereignisse verrathen (durch Kometen, Meteore,
Steinfälle, Hagel, Gewitter, Höhenrauch, Erdbeben,
Stürme, Ueberschwemmungen, ungewöhnliche Temperatur
der Jahrszeiten, u. a. m.), und mit großen politischen
Revolutionen, Völkerzügen, welche die geistige Richtung,
die Sitten und die Lebensweise ganzer Nationen verän-
dern, in genauem ursächlichem Zusammenhange. So plau-
sibel diese Idee beim ersten Anblicke ist, und so viel Wah-
res sie, nach gehöriger Einschränkung, enthält, kann sie
doch auf die Entstehung und Ausbreitung der Pocken nur

---

1) Chronik der Seuchen u. s. w. von F. Schnurrer.
Th. I. Tübingen 1823.

mühsam und gezwungen angewandt werden. Dem plötz-
lichen Auftreten der Pocken im J. 569 in der damals bekannten Welt·, nachdem sie, nach Schnurrer·, aus China
und Indien zu den Habessiniern bereits gelangt war,
ging in Arabien nichts weiter vorher, als ein Krieg und
eine Belagerung, die durchaus nicht unter ausgezeichneten
und neuen Verhältnissen geführt wurden; und vielleicht
ein Hagelschauer, welches in jenen Gegenden eine seltene
Erscheinung seyn soll. Einige Jahre zuvor wurde in Frankreich ein Komet, Nebensonnen und ein strenger Winter
bemerkt; darauf folgte eine Bubonenpest — im J. 568
drangen in Italien die Longobarden unter Hungersnoth
und Seuchen vor; das Jahr 569 erwies sich in Italien
höchst gesegnet. Sind dieses die großen kosmischen und
politischen Revolutionen, die „so außerordentlichen Vor-
gänge in der Athmosphäre“, welche neue Krankheiten des
Menschengeschlechts zur Folge haben? — Auch die ver-
mehrte Schifffahrt an der persischen Küste und im rothen
Meere wird der Verschleppung des Contagiums, aus Indien nach Habessinien hin, von Schnurrer beschuldigt;
kam denn diese erst in jener Zeit auf? und gaben nicht die
Züge des Bacchus, der Semiramis, des Cyrus, Darius
Hystaspis und Alexander, ganz vorzüglich aber die seit
undenklichen Zeiten bestehende Schifffahrt und die Karava-
nenzüge, weit frühere Gelegenheit zur Uebertragung des
Contagiums in das mittlere und westliche Asien, wenn
dieses durchaus aus China und Indien gekommen seyn
soll? — In Betreff der Verbreitung der Pocken in Europa glaubt Schnurrer, daß lange Zeit hindurch eiternde
Exantheme von unbestimmter Form und unter den Na-

men Anthraxkrankheit oder Ignis sacor geherrscht, und aus diesen im sechsten Jahrhundert auch in Europa Pocken sich herausgebildet haben, die aber, wegen der zugleich sich verbreitenden Bubonenpest (deren Ursprung er gleichfalls in das sechste Jahrhundert setzt), und vorzüglich wegen noch mangelnder Geneigtheit des Menschengeschlechts zu der Krankheit, noch nicht zur Selbstständigkeit gelangen konn= ten, sondern wieder verschwanden, erst nach dem zehnten Jahrhundert sich wirklich einheimisch machten, und das sogenannte heilige Feuer verdrängten. Zu Gunsten dieser ganz willkürlichen Annahme wird jedoch nicht ein einziger Umstand aufgeführt, welcher eine so ausgezeichnete physi= sche und intellectuelle Verschiedenheit der Menschen des sechsten, und der des zehnten Jahrhunderts nachwiese, daß aus ihr eine größere Geneigtheit der letzteren zu der Krank= heit hervorginge; und weiter unten wird aus unserer Untersuchung sich ergeben, daß jene epidemische Anthrax= krankheit und Ignis sacor unbedenklich für ausgebildete Menschenblattern gehalten werden dürfen; daß nicht die er= steren vor den Pocken im zehnten Jahrhundert verschwin= den, sondern daß von da an der Name Variola, die Namen Anthrakes und Ignis sacer verdrängt, und daß nicht die Formen der Variola der Unbestimmtheit anzu= klagen sind, sondern die Nachrichten von den Epide= mien jener Zeit, welche allein aus Chronisten und Kir= chenvätern, von denen man in dieser Hinsicht wenig ver= langen darf, genommen werden können. —

Bevor ich weiter gehe, muß ich hier noch einer Be= trachtung über die Gegend, in der die Pockenkrankheit ent= sprungen seyn soll, und über ihre Wanderung zu den Ara=

bern, Raum geben. Mead, Woodville u. a. laſſen ſie
ſchon ſeit früheren Zeiten in Aethiopien exiſtiren, von dort
zu den Arabern, und von den Arabern nach Indien gelan=
gen: andere, namentlich Moore, leiten ſie aus Indien ab.
Den bei letzterer Annahme nicht abzuweiſenden Einwurf,
daß alsdann die Krankheit ſchon lange vor dem ſechſten
Jahrhunderte bei den Arabern ſich eingefunden haben
würde, ſucht Moore mit Gründen zu entkräften, die er
gewiß zurückgehalten haben würde, wenn er, ſtatt Robert=
ſons Disquisitions, Vincents oder Heerens Unterſuchun=
gen benutzt oder gekannt hätte. Es ſind dieſe Gründe,
erſtens: die Furcht der Inder, welche nach dem Aus=
bruche der Pocken an irgend einem Orte dieſen ſogleich
verließen. — Eben ſo verfahren aber noch jetzt die Hindus,
die Tibetaner und die ſüdamerikaniſchen Indianer (Saun=
ders und Monro), ohne durch dieſe Maßregel von ſehr
mörderiſchen Epidemieen frei zu bleiben. Es iſt die Aus=
wanderung vielmehr öfters das Mittel, ein Contagium
weiter zu verbreiten, indem die Sonderung der bereits in=
ficirten Perſonen und Sachen nicht ſorgfältig genug vor=
genommen wird. Zweitens: Alexanders Heer habe
zwar, allem Vermuthen nach, an den Pocken ſehr gelit=
ten — Curtius erzählt: quippe scabies (an welcher viele
Soldaten ſtarben) corpora invasit, et contagium
morbi in alios etiam vulgatum est: de vita Alex.
L. IX. c. 10 — es habe jedoch dieſe Krankheit deshalb
nicht nach dem weſtlichen Aſien bringen können, weil
der eine Theil der Armee unter Hungersnoth und ſchreck=
lichen Strapatzen durch Wüſten gezogen, und noch inner=
halb derſelben ſehr geſchmolzen und vollkommen durchge=

feucht worden fey. Nearchus aber fey ein zu erfahrener
Anführer gewesen, um nicht bei der Einschiffung der an=
deren Heersabtheilung die Angesteckten zurück gelassen zu
haben. — Wahrscheinlicher ist es aber, daß er die Kran=
ken nicht so fern vom Vaterlande, einsam und hülflos
liegen ließ, so lange noch Raum für sie auf den Schiffen
war; und in Sicherheitsmaßregeln gegen Contagium war
die ganze damalige Zeit, die geschicktesten Heerführer nicht
ausgenommen, sehr unwissend. Allerdings konnte der An=
steckungsstoff während einer siebenmonatlichen Fahrt auf dem
Indus und der See verfliegen, wie Moore annimmt; die
Gegenden des Flusses und vielleicht mehrere Stellen der
Küste konnten aber sehr leicht angesteckt werden, da die Ufer
des Indus sehr bevölkert waren, und Nearchus auf demsel=
ben die Handelsschiffe vorfand, auf denen er nach dem per=
sischen Meerbusen absegelte. Auch' der andere Theil des
Heers ging durch Gegenden (Gedrosien und Carmanien), die
nach Zeugniß der von neueren Reisenden (Pottinger) bemerk=
ten Ruinen keineswegs so gar wüst und unbevölkert waren,
wenn sie auch gerade nicht hinreichende Subsistenzmittel für
ein unvermuthet durchziehendes Heer darboten, woher dann
dieses, bei der Auflösung seiner Mannszucht, leicht großen
Mangel leiden mochte. Diese Gegenden konnten also die
Krankheit von der Armee erhalten; und letztere brachte über=
haupt nur sechzig Tage auf dem Marsche nach angebauten
Gegenden zu, welcher Zeitraum zur Verflüchtigung des Con=
tagiums aus Kleidung und Gepäck kaum hinreichen möchte.
Was ein Heer in den cultivirtesten Ländern leiden kann, ohne
daß seine contagiösen Krankheiten mit ihm aussterben —
davon hat ja unsere Zeit schauderhafte Beispiele erlebt.

Gewichtiger würde aber der dritte Grund ausfallen, wenn er nicht auf einem Irrthume ruhete. Es soll nämlich, nach Moore, der Handel Persiens, Arabiens und Egyptens mit Indien in früheren Zeiten unbedeutend gewesen, auf langen Wegen durch Wüsten und an den Küsten geführt worden seyn, und erst im sechsten Jahrhundert einen lebhafteren Aufschwung und kürzere Wege genommen haben. — Aber seit den ältesten Zeiten bestand ein reger Verkehr des östlichen und mittleren Asiens, Chinas, Indiens und Babylons, mit Kleinasien, Syrien, Griechenland und Egypten, wie Heeren aus dem Ezechiel, Herodot, Strabo, Arrian und vielen anderen Quellen erwiesen hat. Die Babylonier führten den Handel mit Indien theils vom persischen Meerbusen aus längs der Küste, theils zu Lande durch Medien, Baktrien und das Gebiet des Indus; den chinesischen Handel aber durch Baktrien und Tibet (das Land Belur); von Babylon ging der Verkehr dann durch Phönicier und Araber nach Kleinasien, Griechenland, Arabien und Afrika.

Auch das südliche Arabien (Yemen, Saba) stand bereits im achten und siebenten Jahrhundert vor Chr. in directem Handel mit Indien (zu dem man sich schon damals der Monsoons bediente), und mit Syrien und dem östlichen Afrika; dieser Verkehr wurde um so lebhafter, seitdem nach dem Falle Babylons die Schifffahrt auf dem persischen Meerbusen beträchtlich abnahm. Der indische Handel blieb auch ganz in den Händen der Sabäer und Gerrhäer [1]),

---

1) Agatharchides Periplous in Geograph. minores ed. Hudson. Oxon. 1698. T. I. p. 60.

als der gesammte Handel nach dem Mittelmeere unter den
Ptolomäern nach Alexandrien sich zog, und von dort durch
Griechen betrieben wurde ¹). Rom kannte im ersten Jahr=
hundert vor und nach Chr. indische Produkte sehr gut ²);
Petronius spottet über die indische gewebte Luft, mit der
die römischen Frauen sich bekleideten; und Claudius wech=
selte mit dem Kaiser von Ceylon Gesandtschaften.

Es folgt aus allem diesem, daß der Handel Arabiens
mit Indien zu jeder früheren Zeit lebhafter und ungestör=
ter war, als im sechsten Jahrhundert, in welchem Arabien
durch die Eroberungen der Aethiopier und Perser und
durch innere Spaltungen in einem zerrütteten Zustande sich
befand. Dieser Handel war aber durch mehrere Umstände
der Verbreitung einer ansteckenden Krankheit vorzüglich
günstig. Er wurde größtentheils durch Schiffe geführt, die
entweder den kurzen, von regelmäßigen Winden begünstig=

---

1) Die ausführliche Darstellung dieser Verhältnisse mit
den Beweisen ist nachzusehen in Heerens Ideen über
die Politik, den Verkehr und Handel der vornehm=
sten Völker der alten Welt. Göttingen 1815. Th. I.
Abth. 2. Phönicier 3r Abschn., Babylon. 2r Abschn.,
Inder 2r Abschn. von S. 636 an. Abel Remusat
glaubt sogar, daß die Scythen, welche nicht selten nach
Athen kamen, Chinesen gewesen; und daß der chinesi=
sche Philosoph Lao=Tsen (600 J. v. Chr.) Griechenland
besucht habe: und nach Klaproth gingen seit dem J. 166
nach Chr. öfters Gesandtschaften von Rom nach China.

2) Petron. Satyr. c. 55. Plin. Hist. nat. L. IX. c.
35. Martial. Epigr. L. I. c. 110. L. X. 76.
Virg. Ovid. Catull. u. a. an mehreren Stellen.

ten Lauf, gerade über den indischen Ocean nahmen [1]
(denn die Benutzung der Monsoons durch Hippalus seit
dem ersten Jahrhundert nach Chr. war nur für die alex=
andrinischen Griechen neu, nicht für die Bewohner Ye=
mens); oder längs der arabischen, persischen und in=
dischen Küste häufig anlegten, um Waaren auszutauschen
und andere einzunehmen, so daß eine solche Reise wohl
ein Jahr währte. Diese Küstenschifffahrt war also vor=
züglich geeignet, die Infection von Ort zu Ort längs der
der Küste zu verbreiten. Die Karavanen hatten einen
längeren Weg zu machen, und gingen allerdings öfters
durch Wüsten, in denen jedoch viele nomadischen Stämme
umherzogen; und diese Märsche von einer bewohnten Ge=
gend zur anderen, waren nie so weit, daß während der=
selben ein so fixes Contagium, wie das der Pocken, jedes=
mal verfliegen mußte. Einer der längsten alten Handels=
wege durch eigentliche Wüste ging z. B. von Gerrha nach
Saba, und dieser betrug vierzig Tagereisen. Die Gesell=
schaften der Schiffe und Karavanen blieben nie so lange
außer Berührung mit bewohnten Gegenden, als das
Schiff, welches im J. 1517 die Pocken nach Haiti ge=
bracht haben soll. Die größte Masse der Handelsgegen=
stände selbst bestand aus solchen, die ein Contagium am
längsten an sich halten: nämlich indische und babylonische
baumwollene und wollene Gewebe, Shawls, chinesische
Seide und Pelze oder Leder; und zuletzt ist noch in An=
schlag zu bringen, daß der Karavanenhandel eine sehr große

---

1) Heeren a. a. O. Th. II. Abth. 1. S. 404.

Menge von Menschen beschäftigt, und daß auf den Haupt=
handelsplätzen ganze Völker zusammenströmten.

In gleich lebhaftem Verkehre, wie mit Indien, Mit=
telasien und Syrien, standen die Araber bereits' seit un=
denklichen Zeiten mit Aethiopien und Egypten ¹). — Wenn
also in Indien oder in Aethiopien die Pocken lange vor
dem Elephantenkriege einheimisch gewesen sind (in Indien
achtzehn Jahrhunderte vor dieser Epoche), so bleibt es un=
erklärbar, warum sie nicht eher zu den Arabern gelangt
seyn dürfen, da dieselben Verhältnisse, welche die Wande=
rung des Contagiums im sechsten Saeculum nach Chr. be=
günstigt haben sollen, schon während zehn früherer Jahr=
hunderte in gleicher, wenn nicht in größerer, Wirksamkeit
obgewaltet haben.

*   *

*

Wenn wir nun in den Werken der Alten den Spuren
der Pockenkrankheit nachforschen, so müssen wir uns vor=
züglich zu den Stellen wenden, welche von exanthemati=
schen Krankheiten, und von großen Epidemieen, sogenann=
ten Pestilenzen handeln. Bei der Betrachtung derselben
dürfen wir nie vergessen, daß ihr Werth durchaus nach
der Glaubwürdigkeit und Darstellungsweise des Schriftstel=

---

1) Heeren a. ,a. O. Th, II. Abth. 1. Aethiopier 3ter
Abschnitt.

lers , so wie auch nach dem Grade seiner eigenen Bildung, und der seiner Zeit, abzumessen ist; niemals aber dürfen wir ihm Kenntnisse unterstellen, die er nicht besitzen konnte, oder unsere eigenen Ansichten bei ihm wiederzufinden verlangen; ein Fehler, von dem sogar Werlhof sich nicht frei gehalten hat. In der Regel müssen solche Beschreibungen und Beobachtungen mit einander verglichen werden, welche zu derselben Zeit und unter gleichartigen oder ähnlichen Umständen, so weit dieses möglich, angestellt worden sind. Wo uns Nachrichten von Aerzten fehlen, werden wir bei den Historikern und Dichtern Hülfe suchen; von welcher Wichtigkeit diese sind, wird sich bei der im Allgemeinen und möglichst genau zu beobachtenden chronologischen Ordnung deutlich herausstellen, indem sie zuweilen für den Zeitraum mehrerer Jahrhunderte die einzigen Quellen abgeben, aus denen wir schöpfen können.

Jüdische, indische und chinesische Geschichte.

Die ältesten Nachrichten von Pestilenzen und eruptiven Krankheiten finden sich in den heiligen Schriften. Erstere kommen ziemlich häufig in den historischen und prophetischen Büchern vor, unter dem Namen Deber (דבר, im chaldäischen Codex מותא, Motha), welcher Ausdruck dem Loimos der Griechen gleichkommt, und vermuthlich nicht gerade die orientalische Pest mit Bubonen und Karbunkeln, sondern eine jede weitverbreitete und tödtliche Fieberepidemie bezeichnet. Eine Art der Pestilenz trägt den

Namen ihres Vaterlandes, Deber Mizraim (דבר מצרים),

egyptiſche Peſt [1]); eine andere, welche in einem Tage tödte=
te, und z. B. das ganze aſſyriſche Heer in einer Nacht
aufrieb, wird dem Engel des Herrn, dem Todesengel zu=
geſchrieben, und heißt Maweth (מות), der Tod [2]). Eine

ſolche Peſtilenz war auch das Sterben der egyptiſchen Erſt=
geburt, welches Bild (wenn wir nur als ein ſolches die
Erzählung Moſe's anſehen wollen) wohl nichts mehr als
eine tödtliche epidemiſche Kinderkrankheit, die vorzugsweiſe
kräftige junge Knaben ergriff, zu bezeichnen ſcheint. In
dieſem Sinne allegirt auch Schnurrer [3]) ein merkwürdiges
Beiſpiel aus Webſters Geſchichte der Epidemien, wie einſt
nach einer Scharlachepidemie nur eine große Anzahl von
Knaben eines Alters, nicht ein einziges Mädchen, binnen
einer Nacht an Convulſionen plötzlich ſtarben. — Die den
Iſraeliten bekannten Hautkrankheiten lernen wir aus meh=
reren Stellen der Bücher Moſe's, der Könige, u. a. ken=
nen. Es ſind dieſe die Jalaphath (ילפת), Cheres (חרס),
Garab (גרב), Miſphachath (מספחת), Saphachath
(ספחת) — alles leichtere herpetiſche und pſoriſche Affectio=
nen, Lichenes und Tinea; dann der Seeth (שאת), eine

1) Amos IV, 5. Jerem. XLII, 17. Pſ. LXXVIII, 50.

2) 2 Kön. XIX, 35. 2 Sam. XXIV, 15. Jeſaias
   XXXVII, 36. Ezech. V, 12. VI, 11.

3) U. a. O. S. 25.

jede Erhabenheit auf der Haut, Geschwulst und Pustel; der Bohak (בהק), leichte weißlichte Flechte; und endlich der weiße und exulcerirte Aussatz in seinen verschiedenen Graden; Nega (נגע), Bahereth (בהרת), Nethek (נתק), (vorzüglich der Aussatz des Kopfes und Bartes) und Za= raath oder Zaraah (צרע, צרעת) — Leuke, Vitiligo, Morphea, Baras bejaz und Baras asved der Araber, die Yaws [1]). Außer diesen kommen noch mehrere Arten des Schechin vor. Schechin (שחין, von سخن, entzün= det seyn, schwären) bedeutet überhaupt Pustel, Absceß und Geschwür; und der Schechin Mizraim, die Beulen Egyp= tens [2]) und der bösartige Schechin rô (שחין רע), der an den Knieen und Schenkeln sich zeigt [3]), aber auch von den Sohlen bis zum Scheitel geht [4]), ist vielleicht der knollige Aussatz, die Elephantiasis, und der räudige.

---

1) Vgl. Schilling u. Ouselius de lepra comment. ed. Hahn. Lugd. B. 1778. — Hensler vom abend= ländischen Aussatze. Hamb. 1794. S. 185 ff. — Adams on morbid poisons. London 1807. 4. S. 206.

2) Deuteron. XXVIII, 27.

3) Deut. XXVIII, 35.

4) Hiob II, 7.

Als solchen suchen Mead [1]), Michaelis [2]) und Hensler die Krankheit Hiobs darzustellen, obgleich ihr gerade die vorzüglich charakteristischen Symptome des Aussatzes abgehen, und nur die wenigsten der von Hensler (S. 193) angeführten in dem Gedichte selbst wirklich sich finden. Mit größerer Wahrscheinlichkeit dürfen wir aber annehmen, daß der blühende oder exanthematische ulceröse Schechin (Schechin poreach ababuoth, שחין פרה אבעבעת [3]), die bösen schwarzen Blattern bei Luther, die ἕλκη φλυκτίδες αναζέουσαι der Septuaginta, eine Form des Aussatzes nicht gewesen. Dieser Schechin tritt zugleich mit Deber auf, befiel plötzlich und epidemisch ganz Egypten; und der Name des Uebels deutet ausdrücklich auf ein eiterndes Exanthem hin. Diese Umstände passen zwar auf bösartige Pocken, und der jüdische Philosoph Philo commentirt, wie wir späterhin sehen werden, jene Stelle des Moses durch eine charakteristische Schilderung dieser Krankheit; jedoch dürfen wir, bei dem Mangel näherer Bezeichnung, nichts mehr als eine leise Vermuthung wagen, daß jener Schechin die erste von Geschichtschreibern aufgezeichnete Pockenepidemie gewesen.

In einer nicht viel späteren Zeit haben jedoch, nach Moore's Untersuchungen, die Pocken in den fernsten Län-

---

1) Medica sacra Cap. 1. et 2. in Opp. Göttin. 1749. T. II.

2) Einleitung in die Schriften des alten Testam. Th. I. S. 56.

3) Exod. IX, 9—10.

dern Aſiens unzweifelhaft bereits exiſtirt. In Oſtindien ſind mannichfaltige Nachrichten und Zeugniſſe von dem ſehr hohen Alter der Krankheit, durch Tradition unter den Brahminen aufbehalten; und in der Götterlehre der Hindus findet ſich eine eigene Gottheit für dieſes Uebel, deren Namen (Mariatale, Patragali, Guti ka Takurani, wörtlich überſetzt: Göttin der Pocken) und deren Geſchichte verſchieden angegeben werden [1]); ſie genießt vorzüglich große Verehrung unter den Parias, und beſitzt viele Tempel. Lange Zeit hindurch haben auch, jener zu Ehren, grauſame gottesdienſtliche Gebräuche ſich erhalten, die aber ſeit langer Zeit abgekommen ſind. — In den Büchern des Sanscrit ſind überdieß handſchriftliche Nachrichten von den Pocken aufgefunden worden, welche hier mehrere verſchiedene Namen führen. Eins der älteſten Bücher im Sanscrit, der Athar-Veda, deſſen Verfaſſer Brahma ſelbſt iſt, enthält eine Beſchreibung des Dienſtes jener Göttin, und Gebete an dieſelbe, deren ſich die Brahminen, wenn ſie die gleichfalls ſehr alte Inoculation ausüben, zu bedienen pflegen [2]).

---

1) Sonnerat voyages aux Indes orièntales, Baldaeus Beſchreibung von Oſtindien — bei Moore, chapt. I.

2) Holwell Account of the manner of inoculating for the Small-pox in the East-Indies. Lond. 1767. Chais essai apol. sur l'inoculation. à la Haye 1754. p. 122. Monro, a. a. O. S. 42. — Neuere Nachrichten zur indiſchen Pockengeſchichte ſind nicht bekannt geworden; ein Aufſatz in Froriep's Notizen 1823. Nr. 107. enthält nur allge-

Abge-

Abgesehen von der monströsen Chronologie der Brahminen, wurde diesem Buche; bereits zu Holwells Zeiten, ein Alter von 3360 Jahren beigelegt; und aus folgenden Daten können wir uns über das Alter der Vedas überhaupt, und dem damit zusammenhängenden der Pocken, eine ungefähre Vorstellung machen. Brahma schlief (jeder Tag und jede Nacht Brahmas hält tausend Sabiryugas oder Weltperioden, und jede Sabiryuga hat 4,320000 Sonnenjahre zu 360 Tagen der Menschen). In diesem Schlafe raubte ihm der Riese Haya-Griva die bereits geschriebenen Vedas; darauf erfolgte die Ueberschwemmung, Wischnu tödtete den Riesen, und stellte dem erwachten Brahma die Vedas zurück, der die Erde von neuem bevölkerte, und ihr die Vedas gab. — Der großen indischen Fluth giebt Klaproth das Jahr 2297 vor. Chr. Jones setzt in das zwölfte Jahrhundert v. Chr. den Ursprung der Secte des Krischna und die Gesetze des Menu, und Klaproth rechnet von derselben Periode an die zuverlässige Geschichte der Inder [1]). Da es aber ausgemacht ist, daß sowohl die Civilisation der Hindus, welche zum Theil schon aus den genannten Gesetzen hervorleuchtet, als die Vedas selbst, ein viel höheres Alter haben, als die Incarnation des Krischna, so würden wir wohl nicht fehl gehen, wenn wir die Existenz der

_____

meinere Bemerkungen über die Medicin der Hindus, und eine Anzeige des medicinischen Inhalts der Ayur-Veda, eines andern Theils der Vedas.

1) Klaproths Asia polyglotta. Paris u. Stuttgard 1823. Vorrede.

Pocken in Indien über zwölfhundert Jahre vor Chr. hin=
aussetzen.

Auch bei den Chinesen finden sich Spuren einer seit
langer Zeit geübten Verehrung einer Schutzgöttin der Pok=
ken; und der Glaube an das dreitausendjährige Alter der
Krankheit lebt bei dem Volke und den Gelehrten, in Tra=
dition und Schriften. Letztere verdienen hinsichtlich ihres
Ursprungs aus entlegener Vorzeit um so mehr Vertrauen,
als bei der allgemeinen Verbrennung der Bücher unter
dem Kaiser Schi=hoang=ti, im J. 246 vor Chr., die
medicinischen allein einer ehrenvollen Ausahme gewürdigt
wurden; und auf diese alten Schriften werden die Be=
hauptungen des kaiserlichen Collegiums der Aerzte vorzüg=
lich gegründet seyn. Dieses gab ein authentisches und um=
fassendes Werk zur Belehrung der Aerzte des weitläuftigen
Reichs heraus, von welchem die französischen Missionarien
zu Pecking einen Auszug mitgetheilt haben [1]. Das Buch
führt den Titel: „Herzenstractat von den Pocken," und
beschreibt den ganzen Verlauf der Krankheit, welche Tai=
tou, d. h. Gift von der Mutterbrust, genannt wird. Was
die Geschichte betrifft, lehrt es, die Krankheit sey in den ent=
legensten Zeiten unbekannt gewesen, und erst unter der
Herrschaft des Tschehus (d. i. um das Jahr 1122 vor
Chr.), zum Vorschein gekommen. (Die frühere Existenz
leugnen die chinesischen Aerzte wahrscheinlich nur deshalb,
weil die schriftlichen Nachrichten nicht über diese Periode
hinaus reichen werden, da erst Wuwang, der erste Tschehu,

---

[1] Moore a. a. O. S. 22.

welcher von Westen her eingewandert seyn soll, höhere
Kultur in China verbreitete.) Eine Art von Inoculation
sey im zehnten oder eilften Jahrhunderte n. Chr. erfunden
worden: — auch die Tradition setzt diese Entdeckung in
die Zeit des Herrscherstamms Song. Der Jesuit d'Entre-
colles bestätigt aus anderen Quellen das hohe Alter der
Krankheit in China, und beschreibt die Inoculationsme-
thode, deren sich die Chinesen, da ihnen die unsrige nicht
gefiel, zu bedienen pflegen; sie wickeln zwei bis vier Pok-
kenkrusten mit einem Stückchen Moschus in Baumwolle,
stecken diese in die Nasenlöcher, und nennen diese Operation das Säen der Pocken [1]) — In Japan ist das Uebel
wahrscheinlich eben so alt; die früheste schriftliche Nachricht
aber, welche Kämpfer mittheilt, datirt sich nur vom Jahre
737 n. Chr., in welchem die Pocken große Verheerungen
in allen Theilen des Reichs anrichteten. Da dieses durchaus nicht als etwas neues und ungewöhnliches angeführt
wird, so darf man ihre dortige Existenz weit über das
sechste Jahrhundert dreist hinaussetzen. —

Von jenen Völkern des entlegensten Asiens müssen wir
uns sogleich zu den Griechen wenden, da sie allein in den
früheren Jahrhunderten vorchristlicher Zeitrechnung einer
hinlänglich ausgebildeten Literatur sich rühmen dürfen, aus
der wir bestimmte Data für unsere Untersuchung schöpfen
können. Solche bieten uns ihre älteren Historiker und
Dichter zwar nicht dar; Herodot und Sophokles erzählen

---

1) Medical Essays and Observations, publ. by
a Society in Edinburgh. Vol. I. 1747. p. 285.

wohl von den Verheerungen, welche große Pestilenzen hin
und wieder anrichteten, ohne jedoch Umstände anzugeben,
welche auf die Symptome und das Wesen dieser epide=
misch = contagiösen Krankheiten schließen lassen.

Hippocrates.

In den ächten und unächten Hippocratischen Schrif=
ten werden große Pestepidemien eigentlich gar nicht be=
schrieben; nur allein in den Briefen des Artaxerxes und
Paetus wird einer solchen, *νοῦσος λοιμικὴ* und *πάϑος
λοιμικὸν* genannt, erwähnt. Dagegen finden wir in ih=
nen manche Nachrichten von fieberhaften Ausschlagskrank=
heiten, unter denen man, nicht eine vollständige Beschrei=
bung, aber doch eine Andeutung der Pocken vermuthet.
Einige dieser exanthematischen Uebel herrschten epidemisch,
und sind in den Beschreibungen von den chronischen Aus=
schlägen sorgfältig unterschieden. Dieses geht u. a. aus
einer Stelle in den Büchern von den Krankheiten [1] her=
vor, in welcher von einer Krankheit die Rede ist, die man
bei flüchtiger Ansicht für Menschenblattern halten könnte,

---

1) De morbis L. II. 2. u. 13. Hipp. Opp. omn.
ed. van der Linden. Lugd. B. 1655. Tom.
II. p. 36 u. 44. (Ich citire die van der Lindensche
Ausgabe, trotz ihrer Mängel, nach der Seitenzahl,
weil sie am allgemeinsten verbreitet ist, und fast jede
Ausgabe des Hippocrates einer verschiedenen Einthei=
lung folgt.) Andere, nicht auf Pocken zu deutende
Eruptionen s. Aphor. III. 20. (Lind. I. p. 80.)

wie Hahn es wirklich gethan hat. Sie fängt nämlich mit
Geschwüren des Kopfes an, worauf eine Geschwulst des ganzen Körpers, und Ulcerationen an allen Theilen desselben,
vorzüglich auf dem Rücken und an den Ohren, folgen,
und mit Fieber verknüpft sind; die ausdrückliche Erwähnung der icterischen Farbe, und vorzüglich die späterhin
angegebene Behandlung zeigen aber deutlich, daß hier Tinea, Herpes und dyscrasische Geschwüre gemeint sind.

Andere Stellen aber erlauben schon eher eine solche Deutung. „Wenn in anhaltenden Fiebern Pusteln (φλυζάκια)
über den ganzen Körper hervorbrechen, so ist dieses tödtlich,
wenn sich nicht ein Absceß bildet, welches gewöhnlich in der
Ohrengegend zu geschehen pflegt“. [1] Dieser kurze prognostische Satz zwischen vielen ähnlichen, die gar keine Verbindung noch Beziehung auf einander haben, giebt zwar nicht ein
bestimmtes Zeugniß von Pocken; jedoch drängt er die Frage
auf, welcher Art denn die anhaltenden und Lebensgefahr
bringenden Fieber sind, in denen Pusteln über den ganzen
Körper ausbrechen? Da liegt die Vermuthung auf Pockenfieber am nächsten, bei welchem auch Abscesse und Paroti-
den nicht so gar selten sind, obgleich wir diesen die kritische
Wichtigkeit nicht mehr zugestehen, die ihnen in jenem Apho-
rismus beigelegt wird. Bateman (a. a. O.) sieht unbedenklich in jenen Phlyzakia die Pocken.

Sebiz und Zacutus halten die großen Pusteln „(ἐκθύματα μεγάλα),“ welche während einer κατάστασις λοιμώδης, einer Constitutio temporis pestilens, zu

---

1) Coac. praenot. I. 163. (Lind. I. p. 530).

gleicher Zeit mit anderen Ausschlägen vorkamen, aber nicht näher bezeichnet werden [1]), für Menschenblattern. Da die nähere Beschreibung des Exanthems fehlt, so ist für diese Annahme kein hinlänglicher Grund vorhanden; indessen sind die von den Gegnern versuchten Erklärungen der Stelle nicht glücklicher. Gruner nämlich will hier Blatter=rose sehen; diese ist aber an anderen Orten, und selbst ganz kurz zuvor [2]) zu deutlich, unter einem bestimmten Namen, und mit kleinen Pusteln erscheinend, beschrie=ben, als daß wir sie hier unter dem unbestimmten Aus=drucke wieder zu erkennen im Stande sind.

Im vierten Buche der Volkskrankheiten wird zwei verschiedener Exantheme gedacht [3]), welche Willan als Pok=ken und Masern ansieht. Es herrschten nämlich nach dem Untergange der Pleiaden und bei Südwestwinde Fieber, welche am fünften Tage, mit einem fieberfreien Zwischen=tage, sich entschieden, und mit einer erhabenen Eruption von Bläschen oder Pusteln ($\varphi o \lambda \lambda \iota \varkappa \acute{\omega} \delta \varepsilon \alpha$ $\dot{\varepsilon} \pi \iota \varphi \lambda \upsilon \varkappa \tau \alpha \iota$-$\nu o \acute{\upsilon} \mu \varepsilon \nu \alpha$), dem (den Schuppen des?) Acanthium Lapy-tum ähnlich. Gegen den Untergang der Pleiaden, (also etwas früher), kamen rauhe und juckende Eruptionen vor, die nicht eiterten ($\dot{\upsilon} \pi o \psi \omega \rho \acute{\omega} \delta \varepsilon \alpha$ $\varkappa \alpha \grave{\iota}$ $\tau \rho \eta \chi \acute{\varepsilon} \alpha$ $\tau \grave{\alpha}$ $\varkappa \nu \eta \sigma \mu \acute{\omega}$-$\delta \varepsilon \alpha$, $o\dot{\upsilon} \varkappa$ $\dot{\varepsilon} \pi \iota \delta \alpha \varkappa \rho \acute{\upsilon} o \nu \tau \alpha$), und außerdem auch Ausschläge von der Art der Lichenes ($\lambda \iota \chi \eta \nu \acute{\omega} \delta \varepsilon \alpha$). Es begannen diese

---

1) Epid. III. Sect. 3. (Lind. I. p. 725.)

2) Epid. L. III. Sect. 3. (Lind. T. I. p. 722.)
  Epid. L. VI. Sect. 8. (Lind. T. I. p. 821.)

3) Epid. IV. 11. (Lind. T. I. p. 750.)

Exantheme mit Fieber, und zu Anfange desselben waren
die Lenden fast ohne Kraft, nicht zu gebrauchen (σχεδὸν
ἀκρατέα). Deutet letzteres etwa Rücken- und Lendenschmerzen an, welche die Bewegung dieser Theile hinder-
ten, und, vor der Eruption, das Pockenfieber so sehr aus-
zeichnen, oder nur eine simple Mattigkeit in den Beinen?
Nimmt man letztere Erklärung an, so bleibt es auffallend, daß
Hippocrates in einer so kurzen Erwähnung eigenthümlicher
Krankheiten ein so alltägliches Symptom besonders anführt.

An anderen Stellen [1]) finden sich kurze Erwähnun-
gen von fieberhaften und kritischen eiternden Eruptionen,
die überhaupt gefährlich sind, besonders aber Kindern, die
jedoch wegen der Unvollständigkeit der Beschreibung sich nicht
wohl deuten lassen. Auch werden unter anderen Fiebern
mit aufgezählt πεμφιγώδεες, ἰδεῖν δεινοὶ — Febr.
pemphigodes, fürchterlich für den Anblick [2]). In einem
ermüdend weitläuftigen Commentar zu dieser Stelle erklärt
Galen [3]) dieses Fieber für ein exanthematisches mit pustulöser Eruption, und hält den Ausdruck δεινὸς für die
Bezeichnung des pestilentiellen Charakters dieses Fiebers.
Welches exanthematische Fieber gewährt aber wohl einen
schreckhaferen Anblick, als die bösartige zusammenfließende
Variola?

---

1) Aphor. Sect. III. 20. (Lind. T. I. p. 80.)
   Epid. L. VI. Sect. 1. (Lind. T. I. p. 798.)

2) Epid. VI. Sect. 1. (Lind. I. p. 798.)

3) In L. VI. Epid. Hipp. Com. 1. Aph. 29. (Gal.
   Opp. ed. Aldus. Venet. 1520.)

In vielen der von Hahn [1]) angezogenen Krankheits-
geschichten sind, nach unbefangener Prüfung, die Pocken
sicherlich nicht zu entdecken; in einigen derselben finden sich
aber manche Umstände, die schon eher eine solche Deutung
zulassen, wenn gleich diese nicht über jeden Zweifel hinaus-
gestellt werden können. Die Tochter des Aristophon hatte
Fieber, besonders am dritten und fünften Tage; die Haut
war meistens trocken, gastrische Symptome; die Krise war
schwierig, die Krankheit dauerte über dreißig Tage. Die
Pusteln brachen unter nicht sehr starker Reaction hervor,
am siebenten Tage von livider Farbe [2]) — Bei einem
zweimonatlichen Kinde zeigten sich Pusteln an den Beinen,
Schenkeln, Lenden und am Leibe, zugleich sehr rothe Geschwülste. Nachdem diese gefallen waren, traten Krämpfe
hinzu, die mehrere Tage lang anhielten; das Kind starb [3]).
Drelincourt [4]) irrt wohl, wenn er die Krankheit des Si-
lenus [5]) für Pocken ausgiebt. Dieser junge Mann be-
kommt, nach Excessen verschiedener Art, ein Fieber mit Len-
den- und Kopfschmerzen und einer Steifigkeit des Halses;
biliöse Diarrhoe, schwärzlicher Urin, Durst, trockne Zunge,
Schlaflosigkeit; heftige Fieberanfälle am zweiten Tage,
Spannung der Praecordien, Delirien; am sechsten Tage

---

1) Var. antiq. §. 25.

2) Epid. L. IV. 13. (Lind. T. I. p. 752.)

3) Epid. L. VII. 52. (Lind. I. p. 872.)

4) A. a. O. §. 12.

5) Epid. L. I. Sect. 3. (Lind. I. p. 673.)

Kälte der Extremitäten, und Schweiß am Kopfe; am sie=
benten Verlust der Sprache, kein Urinabgang; am achten
allgemeiner Schweiß, und kleine rauhe rothe Exantheme,
wie Vari (οἷον ἴονθοι), welche nicht zurücktreten. Nach
dem Ausbruche wird der Zustand besser; am zehnten aber
wieder schlimmer; Sopor, reichlicher Harnabgang mit
kleienartigem Sedimente, Kälte der Extremitäten — Tod
am eilften Tage. Diese Krankheit sieht doch gewiß einem
schweren Petechialfieber ähnlicher, als anomalen Pocken,
obgleich das Exanthem varusähnlich, papulös oder tuberku=
lös, gewesen seyn soll.

Von allen denen, welche in den Hippocratischen
Schriften nach den Spuren der Pockenkrankheit geforscht
haben, wird auf die Stellen ein vorzügliches Gewicht ge=
legt, welche von den Anthrakes handeln. Diese werden
hin und wieder, neben anderen exanthematischen Uebeln,
nicht beschrieben, sondern nur genannt, und zwar gewöhn=
lich in der Mehrzahl; im dritten Buche der Volkskrankhei=
ten [1]) stehen sie unter den während einer pestilenziellen
Witterungsconstitution herrschenden Krankheiten, und im
Buche von den Affectionen [2]) wird ihre Erzeugung, wie
die aller übrigen Hautkrankheiten, dem Schleime zugeschrie=
ben. Die einzige Beschreibung derselben lautet folgender=
maßen [3]): „Während des Sommers herrschten die An=
thrakes zu Kranon" (einer Stadt in Thessalien, deren Lage

---

1) Sect. 3. (Lind. T. I. p. 725.)

2) §. 35. (Lind. T. II. p. 182.)

3) Epid. L. II. Sect. 1. (Lind. T. 1. p. 684.)

Galen, wahrscheinlich wegen dieser Stelle des Hippocrates, günstig für die Erzeugung putrider ($\sigma\eta\pi\epsilon\delta\text{o}\nu\acute{\omega}\delta\epsilon\sigma\iota$) Krankheiten und der Anthrakes erklärt) „wie bei Verbrennungen von heißem Wasser; diese kamen überall (über den ganzen Körper) hervor, vorzüglich aber auf dem Rücken [1]). Unter der Haut erzeugte sich eiterartige Flüssigkeit; so lange diese noch zurückgehalten war (vor erfolgter Eruption), erregte sie Hitze und Jucken. Darauf erhoben sich Pusteln wie von Verbrennungen, und schienen (die Kranken) unter der Haut verbrannt zu werden.“ (Die Kranken hatten ein brennendes Gefühl unter der Haut. Foesius und Hahn.)

---

[1]) Ich lese nämlich, nach der Albinischen Ausgabe, und nach den von Triller angestellten Vergleichungen der Codices des Hippocrates zu Paris, den Anfang der Stelle also: $\text{"}A\nu\vartheta\varrho\alpha\kappa\epsilon\varsigma\ \grave{\epsilon}\nu\ K\varrho\alpha\nu\tilde{\omega}\nu\iota\ \vartheta\epsilon\varrho\iota\nu\text{o}\acute{\iota}$, $\text{o}\tilde{\iota}\text{o}\nu\ \grave{\epsilon}\nu\ \kappa\alpha\acute{\upsilon}\mu\alpha\sigma\iota\nu\ \ddot{\upsilon}\delta\alpha\tau\iota\ \delta\alpha\eta\varrho\tilde{\omega}$ oder $\lambda\iota\alpha\varrho\tilde{\omega}$ (d. i. $\vartheta\epsilon\varrho\mu\tilde{\omega}$), $\delta\grave{\iota}\ \ddot{\text{o}}\lambda\text{o}\upsilon,\ \grave{\epsilon}\gamma\acute{\epsilon}\nu\text{o}\nu\tau\text{o}\ \delta\grave{\epsilon}\ \mu\tilde{\alpha}\lambda\lambda\text{o}\nu\ \nu\omega\tau\tilde{\omega}$. Die gewöhnlichere Lesart lautet: — $\tilde{\upsilon}\epsilon\nu\ \grave{\epsilon}\nu\ \kappa\alpha\acute{\upsilon}\mu\alpha\sigma\iota\nu\ \ddot{\upsilon}\delta\alpha\tau\iota\ \lambda\alpha\acute{\upsilon}\varrho\omega\ \delta\grave{\iota}\ \ddot{\text{o}}\lambda\text{o}\upsilon\ \grave{\epsilon}\gamma\acute{\epsilon}\nu\text{o}\nu\tau\text{o}\ \delta\grave{\epsilon}\ \mu\tilde{\alpha}\lambda\lambda\text{o}\nu\ \nu\acute{\text{o}}\tau\omega$; und wird übersetzt: es regnete bei großer Hitze viel Wasser überall; dieses geschah besonders bei Südostwinde. Dann muß aber $\grave{\epsilon}\gamma\acute{\epsilon}\nu\epsilon\tau\text{o}$ gelesen werden, wie bei Galen, Foesius und Chartier; sonst würde es, in durchaus verwirrter Diction, heißen müssen: es regnete bei großer Hitze viel Wasser, sie (nämlich die Anthrakes) kamen überall, an allen Theilen des Körpers, hervor, vorzüglich bei Südostwinde. Die guten Gründe für die erstere Lesart f. bei Triller a. a. O. Epist. I. Uebrigens ist von vielen Vertheidigern des hohen Alters der Pocken die Stelle auch nach der gewöhnlichen Lesart benutzt.

— Obgleich hier der Name Anthrax gebraucht wird, so geht doch aus der Beschreibung des Uebels hervor, daß der wahre Anthrax oder Karbunkel, wie ihn, gleich den Neueren, die alten griechischen Aerzte beschreiben, — diese dunkelrothe harte schmerzhafte Beule, auf deren Spitze zuweilen eine, selten mehrere Bläschen sich zeigen, und deren Inneres brandig, mit brauner Jauche und abgestorbenen Zellgewebspröpfen angefüllt, erscheint, — schwerlich hier gemeint ist. Einige Umstände sprechen freilich für denselben, z. B. die Häufigkeit des Ausbruchs auf dem Rücken, einem Orte, den der ohne Pest sporadisch vorkommende Karbunkel vorzüglich liebt; dagegen geschieht nicht die mindeste Erwähnung der heftigen Schmerzen in der Tiefe der Geschwulst, sondern nur der brennenden und juckenden Empfindung, welche, wie bei den Pocken, dem Ausbruche vorherging, und welche dagegen bei dem Karbunkel erst nach der Entstehung der kleinen Bläschen sich einzustellen pflegt. Daß aber die den ganzen Körper einnehmende pustulöse Eruption das bedeutendste Symptom der Krankheit, genannt Anthrakes, zu seyn scheint, da es durch zweimalige Erwähnung besonders hervorgehoben wird, paßt gar nicht auf den wahren Karbunkel. Werlhof, der hier eine Beschreibung desselben sieht, stützt sich vorzüglich auf die letzten Worte, „sie schienen unter der Haut verbrannt zu werden,“ die er auf die schwarzen gleichsam verbrannten Krusten bezieht, welche der Karbunkel auszustoßen pflegt; eben so gut läßt sich aber dieses ausgebrannte Ansehn der Pusteln auf die braunen Borken der abtrocknenden Pocken anwenden. Den eigentlichen Karbunkel beschreibt Hippocrates an anderen Stellen, z. B. in den Krankheitsgeschich-

ten des fünften und siebenten Buchs der Volkskrankheiten.
Zum Beweise mögen einige derselben hier stehen. Anaxe=
nor zu Abdera litt an der Milz, und hatte eine üble Ge=
sichtsfarbe. Eine Geschwulst, die auf dem linken Schenkel
sich erhoben hatte, verschwand plötzlich. Wenige Tage
nachher erhob sich auf der Milzgegend eine Pustel (eine
Epinyctis, eine bösartige Pustel, die binnen einer Nacht
entsteht) und dazu eine rothe harte Geschwulst. Nach dem
vierten Tage entwickelte sich ein bösartiges Fieber (ein
πυρετός καυσώδης) und die ganze Umgebung der afficir=
ten Stelle wurde mißfarbig und faul; der Kranke starb bei
Besinnung, nachdem er gelinde purgirt hatte ¹). Aristo=
crates verspürte zur Zeit des Herbstsolstitiums eine Mattig=
keit, Fieberfrost und Hitze. Am dritten Tage Schmerzen
in der Seite und den Lenden, und eine Geschwulst, die
unter der Achsel anfing, sich über die ganze rechte Seite
verbreitete, hart, roth und livide, feurig und wie ausge=
brannt war. Der Kranke hatte Angst, große Unbehaglich=
keit und Durst, mäßig belegte Zunge; der Urin floß nicht,
die unteren Extremitäten waren kalt; nach dem Gebrauche
der Mercurialis (λινοζώστιος) kam ein mäßiger, flüssi=
ger und schaumiger weißlichter Stuhlgang. In der Nacht
wurde der Athem kurz und fliegend; Schweiß auf der
Stirne, Kälte der unteren Körperhälfte, kein Husten; der
Kranke starb bei Bewußtseyn ²). — In diesen Krank=
heitsgeschichten führt der Karbunkel keinen Namen, und an

---

1) Epid. L. VII. §. 55. (Lind. T. I. p. 874.)

2) Epid. L. VII. §. 24. (Lind. T. I. p. 849.)

anderen Stellen sehen ihm in der unvollständigen Beschrei=
bung die Sepedones und Seps noch ähnlicher, als die
Anthrakes; um desto wahrscheinlicher wird es, daß diese,
von ersteren getrennt abgehandelt, und mit anderen exan=
thematischen Uebeln zusammengestellt, eine eigenthümliche
acute Ausschlagskrankheit mit pustulöser Eruption sind.
Dieses giebt auch Gruner zu; er hält die Anthrakes nicht
für ächte Karbunkeln, sondern glaubt, Hippocrates habe
unter diesem Namen dieselben Ausschlagskrankheiten ge=
meint, die er an anderen Orten Phymata, Exanthemata,
Ekthymata u. s. w. nenne. Die Beschreibung dieser Eru=
ptionen aber, die man bei Gruner selbst, aus dem Hip=
porates gezogen, nachlesen kann, stimmt nicht mit der
Darstellung der Anthrakes überein; und überhaupt ist es
nicht eben die Art des Meisters von Kos, einer einzelnen
Krankheit viele Namen beizulegen, wohl aber, mehrere
verschiedene Uebel unter einer Benennung zusammenzufas=
sen. Gruner nimmt an (S. 29. 30.), es sey hier von
einer Krankheit cum papulis pustulisve die Rede, und
zwar vom Nesselfieber, oder vom Fleckfieber. Wie mit die=
sen die Beschreibung der Anthrakes übereinstimme, ist
nicht leicht zu begreifen; es sind in derselben nicht Papu=
lae angegeben, sondern eiternde Pusteln, welche nicht bei
dem Nesselfieber, nicht beim Fleckfieber, aber wohl bei den
Pocken sich finden. Seine Gründe gegen die Meinung,
daß letztere hier anzunehmen seyen, beschränken sich auf
das Erscheinen der Anthrakes im Sommer, und die Art
ihrer Invasion. Der erste verdient kaum eine ernsthafte
Berücksichtigung; wenn gleich bei uns die Pocken häufiger
im Winter und Frühlinge epidemisch herrschten, als im

Sommer, so ist daraus ein gleiches Verhältniß für Grie=
chenland, Thessalien und Kleinasien noch nicht als Regel
aufzustellen; und auch in unserm Klima wurden Pocken=
epidemien im Julius und Augustmonate von den berühm=
testen Beobachtern häufig genug erlebt; und zwar nicht al=
lein bösartige, wie Gruner will, sondern sehr gelinde im
Sommer, und gar bösartige im Winter [1]). Was ferner
die Art der Invasion betrifft, so stimmt das anfängliche
Brennen und Jucken der Haut und der nachfolgende Aus=
bruch der Pusteln sehr wohl mit dem Verlaufe der Variola
überein, wenn wir auch nicht, gleich Hahn, in des Hip=

---

1) S. unter vielen anderen Sydenham Obs. c. morb.
acut. histor. et curat. L. B. 1741. Sect. III.
c. 1. et 2. Diss. epistolaris ad Guil. Cole, p.
2. — Boerhaave de cogn. et cur. morbis.
Aphor. 1380. Hal. et Lips. 1739. — v. Swie=
ten Comment. in Boerh. aphor. Tom. V. L.
B. 1772. p. 5. — Huxham Observat. de aëre
et morb. epidem. Lond. 1752. Vol. II. Ann.
1738 — 1744. 1746. 1748. — Hufeland Bemerkun=
gen über die Blattern zu Weimar. Leipz. 1789. S.
8. — Hildebrandt Bemerk. u. Beob. über die Pocken
Braunschw. 1788. S. 1. — Vogel Handbuch der
pract. Arzneiwiss. Th. 3. Stendal 1788. S. 16. —
Auch die letzte schottische Pockenepidemie herrschte wäh=
rend der Sommermonate d. J. 1817 u. 1818. I. Thom=
son Account of the Varioloid Epidemic. Lond.
1820. Joh. v. Gaddesden hält genau dieselbe Jahrs=
zeit und Witterung, die damals zu Kranon herrschte,
für die Pocken besonders günstig. (Rosa Anglic.
L. II. c. 4.)

pocrates Beschreibung (welche, man mag sie auslegen, wie man will, so vieles vermissen läßt) die Abtheilung der einzelnen Stadien der Pocken entdecken können. —

Wenn wir nun gleich in allen diesen Stellen durchaus bestimmte und genügende Beschreibungen der Pocken und Masern nicht erkennen, so läßt sich doch die Annahme, daß die genannten Krankheiten vom Hippocrates leicht und oberflächlich angedeutet werden, nicht gänzlich abweisen; eine Annahme, die durch die Zeugnisse späterer griechischer Schriftsteller von der frühen Existenz jener Exantheme bedeutend verstärkt wird. Die wenigen und schwachen Gründe aber, aus denen jene Annahme bestritten worden ist, werden vor einer sorgfältigen und unbefangenen Prüfung nicht bestehen; und die Bemühungen, die streitigen Stellen, vorzüglich die von den Anthrakes handelnde, in einem anderen Sinne auszulegen, haben bis jetzt kein befriedigendes und gegen wohl unterstützte Zweifel gesichertes Resultat gegeben. Uebrigens stoßen wir in den Hippocratischen Schriften auch auf Stellen, welche sich als auf das Scharlachfieber bezüglich deuten lassen. So heißt es z. B. in den prognostischen Büchern [1]): „Bräunen (τὰ κυναγχικὰ), bei denen weder im Halse noch im Rachen etwas abnormes sich entdecken läßt, welche dagegen Dyspnöe und heftige Erstickungszufälle erregen, tödten am ersten und dritten Tage der Krankheit. Aehnliche Anginen, bei denen Geschwulst und Röthe im Halse bemerkbar ist, dauern

---

[1]) Coac. praenot. III. 96—101. (Lind. Tom. I. p. 555.)

länger. Diejenigen, bei denen Röthe der Fauces und zu=
gleich ein rothes Erythem am Halse, auf dem Nacken und
der Brust sich zeigt, dauern gleichfalls länger, und der
Kranke wird gewöhnlich hergestellt, wenn das Erythem
nicht zurücktritt. Wenn aber dieses, ohne daß sich eine
Geschwulst nach außen bildet, und ohne daß Eiter leicht
und ohne Schmerzen ausgeworfen wird, an den nicht kri=
tischen Tagen verschwindet und nicht wiederkehrt [2]), so
entsteht große Gefahr." Darf man bei der ersten Art an
Catarrhus suffocativus oder an Croup, bei der zweiten
an Angina faucium, bei der dritten an Scharlachfieber
denken? Obgleich bei der einfachen Halsbräune, wenn sie
ungewöhnlich heftig ist, Röthe des Gesichts und Halses zu=
weilen bemerkt wird, so ist doch die Bezeichnung der drit=
ten als einer besonderen Art anginöser Uebel, und die Ge=
fahr, welche das Zurücktreten des Erythems in einem
Stadium, welches nicht das Verschwinden desselben im nor=
malen Verlaufe bedingt — eine Gefahr, die nur durch die
Erscheinung eines metastatischen Abscesses, oder durch das
abermalige Aufblühen des Ausschlags, gemindert wird —
höchst auffallend; Hals Brust und Nacken werden als
Stellen der Eruption vielleicht nur vorzugsweise genannt.

Wenn wir nun durch eine Vergleichung der Hippo=
cratischen Lehre von den Anginen, mit der anderer Aerzte des
Alterthums, Aufklärung suchen: so finden wir bei Celsus [2]),

---

1) Progn. 23. (Lind. T. I. p. 467.)

2) De medic. ed. ab Almeloveen. Basil. 1748.
   L. IV. c. 4.

Aretäus [1]), Aetius [nach Galen] [2]), und Paul von Aegina [3]) keine lichtvollere Beschreibung der verschiedenen Arten der Angina, dagegen subtile Distinctionen zwischen Kynanche, Synanche, Parakynanche und Parasynanche, die bald auf die Heftigkeit, bald auf den mehr innerlichen oder äußerlichen Sitz des Uebels sich beziehen. Der vorzüglichste Schriftsteller des Alterthums über die Angina, Caelius Aurelianus [4]), beschreibt nur die zweite Art des Hippocrates, die Angina faucium, ausführlicher als der letztere, und überhaupt sehr getreu; über die erste und dritte Art erfahren wir nicht mehr, als von Hippocrates selbst; das Erythem bezeichnet er als ein Erysipelas. Galen [5]) bestimmt die dritte Art als Synanche; der Schmerz und die Beschwerden der Respiration und Deglutition zeige sich gelinder, aber anstatt dieser Zufälle das Erythem, welches ein Erysipelas, oder dem Erysipelas ähnlich sey. Der treffliche Duret [6]) erklärt die erste Art als eine Inflammatio systrophica der eigenthümlichen inneren Muskeln des

---

1) De caus. ed. sign. acut. ed. Boerhaave. Leid. 1731. L. I. c. 7.

2) Tetrabibl. Venet. 1534. II. Sect. IV. c. 47.

3) De re medica. Venet. 1528. L. III. c. 27.

4) Morb. acut. L. III. c. 12. (Hall. princ. Tom. X.)

5) Comment. III. in Hipp. Prognost., Aph. 18.

6) Hippocratis Praenotiones, interpr. Lud. Du reto. Paris. 1621. p. 233—235.

Larynx, indem ein scharfer Krankheitsstoff auf die kleinen
Gefäße des Larynx sich werfe, und daselbst festsetze, so daß
dem Athem der Durchgang verwehrt werde. Die zweite
Art sey die cónstringirende Entzündung der Fauces.
Den rothen Ausschlag der britten sieht er als ein Epiphae=
nomenon der beiden anderen Arten an, nämlich als eine ery=
sipelatöse Entzündung, die sich von den Muskeln des Kehl=
kopfs und der Fauces nach der Brust und dem Nacken
verbreite. Was Hippocrates von der Bildung des Absces=
ses sagt, bezieht er auf die Angina faucium. Gruner[1])
läßt sich auf das eigentliche Wesen der drei Arten nicht
ein, sondern theilt ihnen nur Namen zu: die erste ist ihm
Kynanche, die zweite Parakynanche, die dritte Synanche
und Parasynanche; auf welche Bemühung nur Galens
Worte anzuwenden sind: Nihil juvet de K. et S. li
teris dissentire u. s. w.

Thucydides.

In die Hippocratische Zeit fällt die berühmte Pest zu
Athen, von welcher Thucydides eine so meisterhafte Zeich=
nung uns hinterlassen hat[2]), daß wir eine Beschreibung
derselben von einem eigentlichen Arzte kaum vermissen.
Sie erschien zu Athen im zweiten Jahre des peloponnesischen
Krieges, im J. 428 vor Chr., nachdem sie wahrscheinlich

---

1) Morb. antiq. p. 251.

2) De bello Peloponnesiaco, ex ed. Gottleberi
et Baueri. Lips. 1790. Lib. II. c. 47—54.

schon früher auf Lemnos und anderen Orten sich gezeigt hatte; in Aethiopien entsprungen, soll sie Egypten und einen großen Theil des persischen Reichs überzogen haben, bis plötzlich zu Athen, und zwar zuerst im Piraeus, ihre großen Verheerungen begannen. Sehr bald wurde ihre ausgezeichnete Contagiosität erkannt, welche, da die Krankheit den Aerzten unbekannt war, weder die sorgfältigste Pflege, noch irgend ein Arzneimittel Hülfe brachten, und selbst die Götter taub, und die Orakel stumm oder treulos waren, die Verzweiflung des Volkes auf den höchsten Grad steigerte, und den größten Unordnungen die Thür öffnete. Thucydides selbst überstand die Krankheit glücklich, und giebt daher aus eigener Erfahrung eine treue Beschreibung ihrer charakteristischen Symptome [1]). „Die Kranken wurden plötzlich, im vollen Gefühle der Gesundheit, von lebhafter Hitze des Kopfes und einer Röthe und Entzündung der Augen ergriffen. Der innere Hals, der Schlund und die Zunge erschienen stark injicirt ($\alpha\iota\mu\alpha\tau\dot{\omega}\delta\eta$), und gaben einen ungewöhnlichen übeln Geruch von sich. Hierauf folgte Niesen und Heiserkeit, und bald nachher stiegen heftiger Husten und Schmerzen in die Brust hinab. Sobald aber dieser (der Schmerz?) im Epigastrium oder Magen sich festgesetzt hatte ($\dot{o}\pi\dot{o}\tau\varepsilon$ $\dot{\varepsilon}\varsigma$ $\tau\dot{\eta}\nu$ $\kappa\alpha\rho\delta\dot{\iota}\alpha\nu$ $\sigma\tau\eta\rho\dot{\iota}\xi\alpha\iota$), kehrte er diesen um — darauf kamen alle die Arten des Gallenerbrechens ($\dot{\alpha}\pi o\kappa\alpha\vartheta\dot{\alpha}\rho\sigma\varepsilon\iota\varsigma$ $\chi o\lambda\tilde{\eta}\varsigma$), so viele derselben die Aerzte aufzählen; und zwar erfolgte dieses unter großen Anstrengungen ($\tau\alpha\lambda\alpha\iota\pi\omega\rho\dot{\iota}\alpha\varsigma$, welches

---

1) C. 49.

die alten Scholien durch πόνος τε στομάχου - καρδιωγ-
μὸς, Magenschmerz, erklären). Die meisten Kranken
überfiel ein Singultus inanis (λύγξ κενὴ, oder, nach
Lambin, πυκνὴ, häufig), welcher heftige Zuckungen an-
regte, die bei einigen alsobald, bei anderen erst längere
Zeit nachher vergingen. Der Körper aber war äußerlich
für das Gefühl des Berührenden, nicht besonders heiß und
nicht bleich, sondern mäßig roth, bleifarbig oder livide, und
mit einer Eruption kleiner Pusteln und Geschwüre besetzt
(ὑπέρυθρον, πελιδνὸν, φλυκταίναις μικραῖς καὶ ἕλκεσιν ἐξηνθηκός). Die innerliche Hitze war so stark, daß
die Kranken nicht die leichteste Bedeckung ertrugen, nackend
lägen, und sich gern in das Wasser stürzten. Viele, die
nicht sorgfältig beobachtet wurden, sprangen wegen des un-
auslöschlichen Durstes in die Brunnen. Reichlicher oder
sparsamer Genuß des Getränks hatte gleiche Folgen. Angst,
Unruhe, beständige Schlaflosigkeit. Während der eigentlichen Andauer des Uebels (ἡ νόσος ἀκμάζοι) wurde der
Körper nicht angegriffen und hinfällig, sondern widerstand
den Stürmen der Krankheit wider Erwarten. Die meisten
starben durch die innere Fieberhitze am neunten oder siebenten Tage bei noch nicht erschöpften Kräften, viele aber erst
späterhin an Schwäche, nachdem das Uebel in den Unter-
leib oder die Gedärme (ἐς τὴν κοιλίαν) herabgestiegen
war, in diesen große Ulcerationen sich gebildet hatten, und
eine profuse Diarrrhöe hinzugetreten war. Die Krankheit
durchwanderte nämlich, von oben anfangend, da sie zuerst
den Kopf ergriff, den ganzen Körper. Denn wer auch die
bedeutendern Affectionen (des Kopfes, der Brust, des Un-
terleibs) überstanden hatte, der wurde von einer Affection

der Extremitäten gezeichnet; das Uebel brach an den Schaamtheilen, an den Händen und Füßen aus. Viele kamen mit dem Verluste des Gebrauchs dieser Glieder (στεϱισϰόμενοι τάτων) davon, einige auch mit dem der Augen." — Diejenigen, welche die Krankheit glücklich überstanden hatten, waren in Sicherheit; denn sie befiel das nämliche Individuum nicht zweimal, wenigstens nicht, um ihn zu tödten [1]).

Wer möchte in diesem Krankheitsgemählde, welches einem Hippocrates Ehre machen würde, die bestimmte Angabe der vorzüglichsten Symptome der Pocken absichtlich übersehen wollen? Wir haben hier ein epidemisches Ausschlagsfieber vor uns, in dessen erster Periode Hitze des Kopfs, Augenentzündung, Heiserkeit, Röthe der Fauces, ein eigenthümlicher übler Geruch des Athems, Niesen, Husten, Schmerz im Epigastrium, gallichtes Erbrechen, Convulsionen u. s. w. erscheinen. Die Haut ist theils roth (da wo die Pocken hervorzubrechen im Begriff sind), theils bleifarbig (in den Zwischenräumen [2]); die Kranken werden von Angst, Schlaflosigkeit, heftigem Durste und innerlicher Hitze gequält. Die Lust, in das Wasser zu springen, während des Pockenfiebers, wurde auch bei mehreren Völkern Nordamerikas, so lange ihnen die Krankheit weniger bekannt, und jeder einzelnen Generation neu war, be-

---

1) C. 5o.

2) Vergl. P. Frank de cur. hom. morb. L. III. Mannh. 1792. p. 173. Cutis intermedia aut pallida est etc.

merkt [1]). Die pustulöse eiternde Eruption fängt am Kopfe
an, und geht nach und nach über den ganzen Körper bis
zu den Händen und Füßen. Daß Thucydides vorzüglich
die Eruption da im Sinne gehabt habe, wo er von der
allmähligen Verbreitung des Uebels durch den ganzen Körper spricht, geht aus den von ihm gewählten Ausdrücken
hervor: „die Krankheit wandert durch den ganzen Körper,
und z e i c h n e t (ἐπεσήμαινε) Hände und Füße." Durch
welche andere von den aufgeführten Symptomen sollte auch
wohl die Affection der Hände und Füße sich bemerklich
machen, als durch die Eruption? Nur „durch Schwäche
und üble Beschaffenheit", wie Schnurrer sehr unbestimmt
meint? Bei der Erwähnung der Schaamtheile denke man
aber nicht etwa an die Weichen und daselbst sich erhebende
Bubonen; die αἰδοῖα sind h i e r nichts mehr noch weniger
als das männliche Glied, da sie unter den Extremitäten
(τὰ ἀκρωτήρια) mit genannt werden. — Die Kranken
starben am siebenten oder neunten Tage während der Fort-
dauer des Fiebers (die Pocken trugen den bösartigsten Charakter), oder aber erst späterhin, erschöpft durch colliquative
Diarrhöe. Wo aber Genesung erfolgte, wurde diese nicht
selten durch zurückgebliebene Blindheit verkümmert. Der
„Verlust der Schaamtheile und der Extremitäten" (στερις-
κόμενοι τούτων) soll wohl nur auf den Verlust des
f r e i e n G e b r a u c h s dieser Theile deuten, durch Geschwüre, Gelenkanschwellungen, Lähmungen und Contractu-

---

1) Paulet Memoire pour servir à la suite à l'histoire de la petite - vérole. Paris 1768. p. 28.

ren; denn die ganzen Glieder werden doch nicht brandig abgestoßen oder gar künstlich amputirt worden seyn? Freilich ist seit den Versen des Lucrez:

> Vivebant ferro privati parte virili,
> Et manibus sine nonnulli pedibusque manebant

In vita tamen — [1])

die letztere Meinung die allgemeinere geworden; jedoch haben schon ältere Commentatoren gefühlt, daß der römische Dichter den Sinn des Thucydides verfehlt haben dürfte [2]). Und diesen beizutreten finde ich besonders aus dem Grunde mich geneigt, daß der Brand ganzer größerer Gliedmaßen, wenn er auch in pestilenten Fiebern, im Typhus contagiosus putridus unter andern, beobachtet worden ist, doch ein verhältnißmäßig sehr seltnes, und zugleich so gefährliches Symptom dieser Krankheiten ausmacht, daß schwerlich viele Kranke (πολλοί), wie Thucydides sagt, mit einer so bedeutenden Affection, und dagegen nur einige (ἐισί) mit dem Verluste der Augen, dem Tode entronnen seyn würden. Die meisten Fälle dieser Art kamen wohl in der sogenannten Pannonischen Pest im J. 1525 — 1530 vor, welche in Wien so ausgebreitet mörderisch sich erwies, daß die Straßen voller Leichname lagen; im dortigen Armenhause wurden ohngefähr zehn Kranken die brandigen Füße abgelöst; des Erfolgs dieser Operation aber wird nicht

---

1) De rerum natura. L. VI. v. 1207.

2) Vergl. Fab. Paulin. a. a. O. S. 352. ff. Scuderi Th. I. S. 126.

gedacht, und der Sphacelus selbst eine Crisis exitialis genannt [1]). — Außerdem darf man, bei der Sorgfalt, mit welcher Thucydides die geringfügigern Symptome der Krankheit angiebt, wohl erwarten, daß er über einen so sehr in die Augen fallenden Umstand sich ausführlicher und genauer ausgedrückt haben würde.

Endlich ist unter den Eigenheiten dieser Epidemie der Schutz nicht zu übersehen, den sie gegen eine neue Anstekkung im Allgemeinen gewährte. Allerdings wurden einige abermals befallen, ohne jedoch in Lebensgefahr zu gerathen. Da man aber in dem Glauben an diesen Schutz zu weit ging, indem man sich, nach überstandener Pest, auch gegen andere Krankheiten gesichert hielt, und da die Herrschaft der Pest, wenigstens nach der Meinung der Athenienser, jedes andere Uebel ausschloß, jede andere Krankheit zur Pest selbst wurde [2]): so wird es zweifelhaft, ob die zweimal Erkrankten auch wirklich an der Pest, oder einmal an einem anderen Uebel, darniederlagen. Uebrigens ist dem angezogenen Umstande ein entschiedener Werth nicht beizulegen, da auch die Bubonenpest, der contagiöse Typhus u. a. nur selten das nämliche Individuum in ein und derselben Epidemie ergreifen, dagegen auch der Schutz, den die Pocken gegen einen zweiten Anfall gewähren, nicht ganz unbedingt ist.

Und wie ist denn gewöhnlich diese berühmte Epidemie

---

1) Thomae Iordani pestis phaenomena. Francof. 1576. Tract. 1. c. 19. p. 225.
2) Cap. 51.

zu Athen betrachtet? Als Pest schlechthin — Thucydides
nennt sie ja Loimos! — als wahre Pest, von der sie kaum
ein einziges Symptom an sich trägt, auf die im Gegen=
theil die Art der Invasion, die Dauer der Krankheit bis
zum siebenten Tage und länger, die Abwesenheit der Deli=
rien, Bubonen und Karbunkeln u. a. m. durchaus nicht
passen wollen. Haller [1]) hält sie nicht für die eigentliche
Pest, sondern für „ein Lungenübel mit innerer Hitze und
aufrecht erhaltenen Kräften, welches am siebenten oder
neunten Tage tödtete, oder späterhin in Diarrhöe aus=
artete" — womit denn das Wesen der Krankheit
nicht erklärt ist. Andere erklärten diese Pest, indem sie
sich an irgend ein einzelnes Symptom, an die Röthe
der Fauces oder an das gallichte Erbrechen hielten, bald
für ein Scharlachfieber [Malfatti [2]) und Pfeuffer [3])], bald
für das gelbe Fieber [Webster [4]) und E. H. Smith [5])],
mit welchen aber die übrigen Erscheinungen nicht überein=
stimmen; die Totalität der Symptome muß unsere Ent=

---

1) Biblioth. medic. pract. Bern. 1776. Tom. 1.
p. 102.

2) Hufelands Journal. 1801. Bd. 12. St. 3. S. 121.

3) Der Scharlach u. s. w. Bamberg u. Würzb. 1819.
S. 1.

4) History of epidemic and pestilential diseases.
Lond. 1800. Vol. I. p. 54.

5) New-York medical Repository. 1797. Vol. I.
Nr. 1. p. 1—29.

scheidung leiten. Blane [1]) bemerkt sehr richtig, daß die atheniensische Pest von der unserer Zeit, der orientalischen, gänzlich verschieden gewesen; er hält sie aber für eine durchaus eigenthümliche Krankheit, welche, gleich dem Schweißfieber, nur einmal existirt habe, und dann ausgestorben sey. (?) Mit solchen Erklärungen kommen wir über die dunkelsten Stellen bei den Alten leicht hinweg. (Vgl. weiter unten die von Galen beobachtete Epidemie.) — Wawruch [2]) und Meister [3]) sehen in ihr eine Kriegspest, einen Typhus contagiosus castrensis. Letztgenannter hochberühmter Criminalist verfolgt in einem weitschweifigen Commentare, nicht die vom Thucydides, als Augenzeugen, mit historischer Treue meisterhaft abgefaßte Beschreibung, sondern die poetische Darstellung des Lucrez, von dessen allgemeinen Ansichten über die Entstehung der Seuchen (nach Epicur) Thucydides nichts weiß, und in dessen Aufzählung der Symptome gewisse Umstände vorkommen, die bei dem Griechen sich gar nicht finden, z. B. die Blutungen, das Cor moestum, die Castration u. a. m. In dem arzneiwissenschaftlichen Commentare zu der fehlervollen Lucrezischen

---

1) Select dissertations u. s. w. Lond. 1822. p. 212.

2) Specimen inaug. sist. antiquitates typhi contagiosi, auct. Andr. Wawruch. Viennae 1812.

3) Eines T. Lucretius Carus Schauergemälde der Kriegspest in Attika, von J. Chr. Fr. Meister, b. R. und der Arzneig. Dr., Criminalrath u. s. w. Züllichau 1816.

Symptomatologie werden dann einige Krankheitserschei=
nungen, welche die bösartigen Pocken mit dem Lagerfieber
gemein haben, dem letzteren allein zugeschrieben, auf ein=
zelne Symptome wird ein zu hoher Werth gesetzt, andere
aber werden leicht übergangen, oder gewaltsam ausgelegt.
So bedeutet ihm z. B. die Hitze des Kopfs geradezu Ge=
hirnentzündung, weil Marcus in eine solche das Wesen
des Typhus gesetzt hat; der Lucrezische Vers.

Quorum si quis, ut est, vitarat funera leti
„eröffnet höchst sprechend" ein zweites Stadium, welches
schon wegen des Ausdrucks beim Thucydides, $\alpha\sigma\vartheta\acute{\epsilon}\nu\epsilon\iota\alpha$,
nichts anderes seyn könne, als das nervöse oder asthenische
Stadium des contagiösen Typhus; die Pusteln und Ge=
schwüre (ulceribus quasi inustis omne rubere corpus bei Lucrez) sind Petechiae pulicares, Friesel und
Hitzblätterchen [1]); der Verlust der Hände und Füße wird
gar nicht beleuchtet, sondern allein die Castration; die Aus=
bildung der Gangrän oder der Scirrhen an den Genita=

---

[1]) Auch Wawruch meint (S. 67.), das Exanthem sey
weißes Friesel gewesen, und bei einem hohen Grade des
Typhus könnten wohl die Petechien in „ulcuscula und
phlyctaenae exiguae" übergehen. Denn, sagt er,
omne epidermidis punctum, quod morbo du-
rante areolam aut maculam exanthematicam
prae se ferebat, commoritur, ab epidermide
separatur, ac tandem furfurum adinstar cadu-
cum decidit. Ex quo destructio epidermidis,
licet in leviori gradu facta, negari nequit. —
Ist damit die gezwungene Auslegung auch wohl ge=
rechtfertigt?

lien aber, durch welche diese Operation bedingt worden sey, mit Goedens Worten — „der unmittelbaren Tendenz auf gangränescirende Colliquation" im Typhus —
für hinlänglich erklärt erachtet. — Wenn nun gleich die
athenienfische Pest wirklich viele Symptome an sich trägt,
die auch dem Typhus contagiosus zukommen, so paffen
doch mehrere derselben, unter anderen die conftant beobachtete Entzündung der Augen und häufig nachfolgende Blindheit, die Unruhe, Schlaflofigkeit, die eiternde Eruption,
die Wanderung der Krankheit (und des Ausschlags?) vom
Kopfe bis zu den Extremitäten u. f. w., viel treffender auf
die Pocken, als auf das Lagerfieber, von deffen großen
Symptomen einige ganz vermißt werden, z. B. die heftigen Delirien, der tiefe, viele Tage hindurch anhaltende
Stupor, der Calor mordax u. a. m. Hiezu kommt
noch, wie auch Schnurrer richtig bemerkt, die Einführung
der Krankheit, zur See, aus entfernten Gegenden, die schon
früher von ihr überzogen waren. Sie entwickelte sich
nicht, wie man behauptet hat, aus der Anhäufung einer
großen Menschenmenge in Folge der Belagerung; denn fie
brach schon in den ersten Tagen des Feldzugs, der überhaupt nur vierzig Tage dauerte, plötzlich aus, hielt mit
Intermiffionen mehrere Jahre hindurch an, verbreitete fich
auch nach anderen Orten hin, und verschonte das pelopon-
nefische Heer nur, weil diefes durch einen schnellen Rück-
zug der Anfteckung entfloh: — die zufällige Vermehrung
der Bevölkerung Athens mag allerdings die Epidemie un-
terhalten, und ihre Verheerungen auffallender und schreckli-
cher gemacht haben, ift aber doch als ursächliches Moment
ihrer Entstehung nicht anzuschlagen. — Schnurrer hält

das Uebel entweder für den Ignis sacer, welcher vom
dritten bis eilften Jahrhunderte nach Christo häufig beob=
achtet worden sey, oder für die ungarische Pest des sechs=
zehnten Jahrhunderts, auch die Herzbräune genannt. Den
epidemischen sogenannten Sacer ignis, dessen, als
einer mit Fieber verbundenen und den Verlust der Augen
häufig veranlassenden pustulösen eiternden Eruption, von
den älteren römischen und den lateinischen Schriftstellern
des Mittelalters oft gedacht wird, und welcher vom zwölf=
ten Jahrhundert an, seit der allgemeineren Verbreitung des
Namens Variola, in dieser Bedeutung aus den medicini=
schen Schriften fast ganz verschwindet, aus den historischen
aber noch später — diesen halte ich eben für die Pocken=
krankheit, wie weiter unten ausführlicher gezeigt werden
soll; und so käme Schnurrers Meinung mit der meinigen
überein. Die Beschreibung der ungarischen Seuche aber,
die uns Thomas Jordanus [1]) hinterlassen hat, paßt Wort
für Wort auf den contagiösen Typhus, wie er noch wäh=
rend der letzten großen Kriege durch ganz Europa herrschte.
Jene ungarische Pest brach während des Feldzugs Maximi=
lians II. gegen Selim II., nach einem nassen, durch große
Ueberschwemmungen ausgezeichneten Frühlinge, und einem
sehr heißen Sommer, bei dem Heere aus, welches großen
Mangel an Lebensmitteln litt; also unter ganz anderen
Umständen, als die von Egypten eingeführte Pest zu Athen.
Jordan erwähnt weder der Augenentzündung, noch des ei=
genthümlichen Geruchs, noch der pustulösen und eitern=

---

1) A. a. O. Tr. I. Cap. 19.

ben Eruption und bes allmähligen Fortschreitens der Krankheit vom Kopfe bis zu den Extremitäten; er bemerkte nur
Petechiae' pulicares, vorzüglich auf der Brust, dem
Rücken und den Armen; und hielt, für sein Theil, die
Krankheit für die nämliche, die bei den Italiänern, besonders bei Fracastori, unter dem Namen le petechie, so
häufig vorkomme.

Dionyſius, Livius, Diodor.

In der Geſchichte Roms wird mehrerer Peſtepidemien
gedacht, deren ſorgfältige Beſchreibung wir um ſo ſchmerz-
licher vermiſſen, als aus der gelegentlichen Angabe einzelner Umſtände und Symptome ſich abnehmen läßt, daß
unter den Namen Loimos und Pestis die verſchiedenartig-
ſten Krankheiten begriffen wurden. Mit Uebergehung der
unter Romulus, Numa und Tullus Hoſtilius herrſchen-
den, bemerken wir hier eine ſolche unter Tarquinius Su-
perbus, im Jahre 508 v. Chr., von welcher Dionyſius
von Halicarnaß erzählt [1]): eine gewiſſe ungewöhnliche
Krankheit befiel plötzlich die Kinder, und raffte eine große
Zahl derſelben hin; am gefährlichſten aber war ſie den
Schwangeren, welche nach erfolgtem Abortus mit ihren
Kindern ſtarben. Aehnliche Epidemien, λοιμιχὴ, λοιμὸς, φϑόρος, genannt, herrſchten in den Jahren 488
und 470 v. Chr.; dieſe überzogen ganz Italien, rafften
Erwachſene und Kinder hin, und erregten Abortus bei

---

1) Histor. Rom. L. IV. c. 69.

den Wäbern [1]).ı Andere Pestilenzen) wütheten in den
Jahren 461, 452, 434, 428, 409, 381, 369, 362, 294,
277, 208, 182 und 176 v. Chr., die von Dionysius, Livius und Julius Caesar kurz erwähnt, nicht aber nach ihren Symptomen beschrieben werden. Einige von diesen
traten, heftiger oder gelinder, nach Mißwachs oder während der häufigen Kriege auf, andere aber auch ohne solche begünstigende Umstände; und von letzteren wird öfters
ausdrücklich erwähnt, daß sie auch die Thiere befielen [2],
oder daß sie unter den Heerden zuerst sich zeigten, und
durch Berührung auf die Sclaven, und von diesen auf
die Bürger übergingen. Eine von den letztbezeichneten
Epidemien herrschte, gleichzeitig mit der athenienfischen, im
Jahre 428 v. Chr., und zeigte sich unter den Hausthie-
ren als eine pustulöse Krankheit, als sogenannte Scabies [3]); welche nach Vegez [4] entstellend und contagiös
ist, zuweilen gefährlich wird, und bei welcher „cutem
papulis aestuans prurigo pervadit;" wir dürfen daraus schließen, daß in dieser Epidemie, wie bei den Thieren, so auch bei den Menschen eine pustulöse Eruption
statt fand, wenn Livius dieses auch nicht ausdrücklich, so
wenig wie irgend eine andere Krankheitserscheinung, an-

1) Dionys. Hal. L. IX. c. 40.

2) Liv. Histor. L. III. c. 5. 32. L. IV. c. 25.
30. L. V. 13. L. XLI. c. 21. 26. Virgil.
Georg. L. III. 474 sq. u. a. m.

3) Liv. L. IV. c. 30.

4) Mulomedic. L. III. c. 71.

giebt. Daß dieses Exanthem aber Pocken gewesen sey, können wir nur dann vermuthen, wenn wir im Fortgange unserer Untersuchung noch mehreren anderen Thatsachen begegnen werden, welche die Existenz dieser Krankheit in jenen Zeiten bezeugen; jedoch müssen wir im Voraus den Einwurf abweisen, den man vielleicht auf den Uebergang des Ausschlags von den Thieren auf die Menschen gründen möchte; denn, einen nicht zu verkennenden Zusammenhang mancher Epidemien und Epizootien abgerechnet, glaubten noch mehrere der angesehensten Schriftsteller neuerer Zeit, z. B. Ramazzini, an die unbedingte Identität der Menschenpocken und der von ihnen beobachteten pustulösen Seuchen unter dem Rindviehe und den Schafen. — Livius bedient sich zuweilen des Ausdrucks: pestilentia urebat, pestilentia urens, woraus Willan auf das Vorkommen des Ignis sacer während jener Epidemien schließt, welcher Name zwar, besonders von den späteren lateinischen Schriftstellern für Rose, Gürtelrose und Herpes gebraucht wird, auch überhaupt pustulöse Eruptionen, mit und ohne Fieber, zu bezeichnen scheint, sonach auch für die Variola gebraucht seyn könnte. Wir finden uns jedoch durch den Ausdruck „urens" durchaus nicht hinlänglich veranlaßt, Willans nicht gänzlich zu verwerfende, aber höchst gewagte Annahme, ausführlicher zu vertheidigen.

Einer merkwürdigen Epidemie, welche die Karthaginenser während der Belagerung von Syrakus, um d. J. 395 v. Chr. überfiel, gedenkt Diodor von Sicilien [1]).

---

1) Biblioth. hist. Amstel. 1745. L. XIV. c. 70. 72.

Wahrscheinlich war sie ganz von der Art der athenienfischen, so weit dieses sich aus den (freilich nicht mit des Thucydides Ausführlichkeit) angegebenen Symptomen entnehmen läßt. Sie kam aus Lybien, und erwies sich in so hohem Grade contagiös, daß man den Kranken sich zu nähern nicht wagte. Die Krankheit (ἡ νόσος) fing mit catarrhalischen und anginösen Zufällen an (πρῶτον μετὰ ἤρχετο τῆς νόσου κατάῤῥους, μετὰ δὲ ταῦτα ἐγίνετο περὶ τόν τράχηλον ὀιδήματα·). Bald folgten darauf Fieber, Rückenschmerzen und Schwere der Schenkel (—πυρετοὶ, καὶ περὶ τὴν ῥάχιν νεύρων πόνοι, καὶ τῶν σκελῶν βαρύτητες); demnächst stellten sich Durchfälle mit Leibschmerzen (δυσεντερίαι) ein, und über die ganze Oberfläche des Körpers verbreitete Pusteln (φλύκταιναι περὶ τὴν ἐπιφάνειαν ὅλην· τοῦ σώματος). Einige Kranken litten an Delirien und allgemeiner Besinnungslosigkeit (τινές δ' εἰς μανίαν καὶ ληθην τῶν ἁπάντων ἔπιπτον). Die Hülfe der Aerzte war vergeblich wegen der Heftigkeit und der kurzen Dauer des Uebels; denn die Kranken starben am fünften oder höchstens am sechsten Tage, fürchterliche Martern erduldend (δειὰς ὑπομένοντες τιμωρίας). —

Für die Pocken, welche auch Scuderi hier erkennt, sprechen sehr deutlich die Invasion der Krankheit unter Affectionen der oberen Respirationsorgane, die Rückenschmerzen, die Durchfälle, die pustulöse Eruption, welche schon in den ersten Tagen der Krankheit erscheinen mußte, da die Kranken am fünften oder sechsten Tage starben. Letztere Umstände, so wie der schmerzlich qualvolle Zustand der Kranken, deuten auf einen hohen Grad der Bösar

tigkeit der Variola hin, bei welchem auch Delirien und
selbst Stupor nicht ungewöhnliche Zufälle sind. Die Ent=
scheidung könnte wohl nur zwischen den Pocken und dem
Petechialfieber schwanken — und mit ersteren stimmen die
Invasion und der Verlauf, die größere Seltenheit der
Kopfaffection gegen die übrigen constanten Symptome, der
frühe Ausbruch des Exanthems, und vorzüglich seine pu=
stulöse Beschaffenheit, am treffendsten überein.

Philo. Rufus.

Eine merkwürdige Stelle für unsere Untersuchung
treffen wir in den Schriften des Philo an, eines durch die
römischen Philosophen gebildeten Juden, welcher ohngefähr
40 Jahre nach Chr. lebte. Dieser giebt im ersten Buche
seiner Lebensbeschreibung des Moses [1]) eine Schilderung
der obenerwähnten egyptischen Plage der schwarzen Blat=
tern, welche ziemlich genau auf zusammenfließende Pocken
paßt. Es erschien, wie er sagt, „plötzlich über den gan=
zen Körper Geschwulst mit einer Eruption eiternder Pu=
steln (ἐνθὺς συνῴδει ταῖς ἐξανθήσεσιν, ὑποπύους
ἔχοντα [τὰ σώματα] φλυκταίνας), welche gleichsam von
einem innerlichen Feuer oder Entzündung (Fieber) hervor=
brachen. Die Kranken, durch die Geschwüre und Hitze
sehr gequält, (ἐκ τῆς ἑλκώσεως καὶ φλογώσεως πιεζό-
μενοι), litten geistig und körperlich gleich sehr von dieser
schweren Krankheit; vom Kopfe bis zu den Füßen er=

---

1) Opp. omn. Frcoft. 1691. p. 622.

blickte man ein zusammenhängendes Geschwür (ἀπὸ κε-
φαλῆς ἄχρι ποδῶν συνεχὲς ἕλκος), da die Pusteln, welche auf den einzelnen Gliedern zerstreut standen, sich weiter verbreiteten, und zusammenflossen." — Philo sagt
zwar nicht, daß er eine solche Krankheit selbst gesehen;
dazu war auch hier nicht der Ort; seine Bekanntschaft
mit ihr bezeugt aber ihre damalige Existenz — oder sollen
wir etwa diese ganze Beschreibung für ein Gebilde der
Phantasie erklären, eine Beschreibung, die (wunderbarer
Zufall!) den Zustand der an confluirenden Pocken Leiden-
den, wie dieser in der Wirklichkeit sich darstellt, so leb-
haft, und mit so' vielen einzelnen Umständen, treulich
schildert? Während der Gefangenschaft Philos zu Rom
kam dorthin eine andere, großes Aufsehen erregende, eruptive
Krankheit, das Mentagra; dieses aber kann er unmöglich
im Sinne gehabt haben; denn das Mentagra schmerzte
nicht, verbreitete sich nur zuweilen über das ganze Gesicht,
Hals und Brust, nie über die Augen, höchst selten auch
über die Hände; die Weiber, Sclaven und der Bürger-
stand wurden nicht von ihm ergriffen [1]).

Vom Rufus, einem berühmten Arzte zu Ephesus,
den Sprengel in das Zeitalter Trajans setzt (nach Sui-
das), Haller aber für älter hält, sind nur einzelne Fragmente seiner Schriften auf uns gekommen, in deren einem er die Symptome der Pesten angiebt, wie diese von
ihm und seinen Zeitgenossen beobachtet wurden. Er sagt

---

[1]) Plin. Histor. natur. L. XXVI. c. 1.

nämlich[1]): „In der Pest kann die ganze Reihe der gefähr=
lichsten Zufälle vorkommen, die in anderen Krankheiten nur
einzeln sich finden. Es sind diese die verschiedenen Arten von
Delirien, gallichtes Erbrechen, Spannung der Hypochondrien,
Angst, Schweiße, Kälte der Extremitäten, gallichte und fla=
tulente Diarrhöen, zuweilen dünner wässeriger Urin, zuwei=
len gallichter, schwarzer, mit Enaeoremen und Sedimen=
ten der schlimmsten Art; Nasenbluten, Hitze in den Lun=
gen, dürre verbrannte Zunge, Durst, Schlaflosigkeit und
heftige Convulsionen. Außer anderen bösen Ge=
schwüren aber können sich in der Pest auch die höchst
gefährlichen anthraxähnlichen Geschwüre (πόνηρα
ἑλκῆ καὶ ἀνθρακώδῆ, καὶ πάνδεινα) sowohl über
den ganzen Körper, als im Gesichte und an den
Tonsillen einfinden.“ Aus diesen Angaben schließt Wil=
lan, daß unter den verschiedenen Formen dieser sogenann=
ten Pest, auf welche die Mannichfaltigkeit der aufgezählten
Symptome schließen lasse, auch eine eiternde oder pustu=
löse Eruption im Gesichte, im Halse, und über den gan=
zen Körper beobachtet worden sey, welche man für Pok=
ken halten dürfe. Dazu aber berechtigt das angezogene
Fragment des Rufus nicht hinlänglich, sondern gewinnt
nur durch die Zusammenstellung mit anderen bestimmteren
und ausführlicheren Beschreibungen pustulöser Ausschlags=
fieber aus jener Zeit, z. B. von Philo und Herodot,
einige Bedeutung; für sich allein betrachtet giebt es kein

---

1) Aetii Tetrabibl. L. II. serm. 1. c. 95. (Ven.
ap. Ald. 1534. fol. 91.)

Zeugniß von den Pocken, sondern könnte auch auf den wahren Karbunkel bezogen werden; wenn diesem nicht die Benennung des Uebels (nicht Anthrax, sondern anthrax=ähnliche oder anthraxartige Geschwüre), und die nahmhaft gemachten Stellen des Ausbruchs entgegenständen. Als solche werden ausdrücklich das Gesicht und die Tonsillen bezeichnet, welche Gegenden der ächte Karbunkel nicht vor=zugsweise liebt, auch in der wahren Pest immer nur ein=zeln erscheint, nie aber über den ganzen Körper verbreitet. Nicht unpassend könnte man mit den Angaben des Ru=fus eine Stelle im Hurham [1]) vergleichen, wo dieser von bösartigen schwarzen Pocken spricht, bei denen brandige Geschwüre sich einfanden, und „linguae faucesque sunt valde squalidae ac frequenter scabrae admodum et atrae." — Uebrigens fehlt in dem Fragmente des Rufus, so wie es, gleich dem Aetius, Oribasius [2]) und Paul von Aegina [3]) aufbewahrt haben, die von den an=thraxähnlichen Geschwüren handelnden Worte [4]), welche man vom Aetius hinzugefügt halten könnte, wenn sich in der fraglichen Stelle mehrere solcher Zusätze dieses unver=

---

1) De aëre et morbis epidemicis T. II. p. 122.

2) Synops. ad Eustath. Venet. 1554. L. VI. c. 25.

3) De re medica. L. II. c. 35. (Ven. ap. Ald. 1528. fol. 21.)

4) Oribasius hat statt derselben nur, freilich nach der un=zuverlässigen Uebersetzung des Rasarius: et alia per=multa prava exulcerantia; Paul: καὶ ἄλλα πολ-λὰ πονηρὰ.

ſchämten Compilators entdecken ließen: auf keinen Fall
aber gewinnt durch jenen Mangel die Auslegung Willans
an Stärke.

Herodot.

Wir kommen jetzt zu einem der wichtigſten Docu-
mente für unſere Unterſuchung, welches von den meiſten
Vertheidigern des hohen Alters der Pockenkrankheit benutzt
worden iſt, und vielfältige mehr oder weniger glückliche
Auslegungen hat erleiden müſſen. Es iſt dieſes ein
Bruchſtück der Schriften des Herodot aus Lycien in Klein-
aſien, eines unter Domitian oder Nerva, gegen das Ende
des erſten Jahrhunders nach Chr., zu Rom ausübenden
Arztes, welches von der Kur der Eruptionen in verſchiedenen Fiebern handelt, und vom Aetius ſeiner Compilation einverleibt worden iſt [1]). Es kommt hier zuerſt
vor „die Eruption von Bläschen um die Naſe und die
Lippen, als Kriſis einfacher catarrhaliſcher Fieber; dann
die Molopes, Mückenſtichen ähnlich (Petechiae culicares), im Anfange complicirter von Verderbniß der Säfte
entſtandener Fieber. In bösartigen peſtilenziellen Fiebern
aber ſind die Eruptionen eiternd (puſtulös) und hin und
wieder den Karbunkeln oder Anthrakes ähnlich (ἐν δὲ
τοῖς κακοήθεσι καὶ λοιμώδεσι πυρετοῖς, ἑλκώδη
ταῦτα γίγνεται τινὰ δὲ καὶ ἄνθραξι παραπλήσια`);

---

1) Tetrabibl. L. II. serm. I. c. 129. (Ven. ap.
Ald. 1534. fol. 96.)

alle aber zeigen eine große Maſſe verdorbener oder aufge=
löſter Säfte an. Die im Geſichte ausbrechenden ſind· die
bösartigſten von allen (τὰ δὲ ἐν προσώπῳ γιγνόμενα,
κακοηθέστερα πάντων εἰσί); eine große Anzahl iſt ſchlim=
mer, als eine geringere derſelben, und größere ſind ſchlim=
mer als kleinere. Die, welche ſchnell verſchwinden, ſind
gefährlicher als diejenigen, welche eine längere Zeit hin=
durch ſtehen. Schlimmer ſind die ſtärker entzündeten oder
brennenden (τὰ πυρῶντα), als die, welche 'nur Jucken er=
regen. Die unter Verſtopfung·oder mäßigen Stuhlaus=
leerungen ausbrechenden ſind gutartig; böſe aber, die unter
Diarrhöe und heftigem Erbrechen erſcheinenden; verſchwin=
den aber dieſe Zufälle mit dem Ausbruche, ſo iſt der Aus=
gang günſtig [1]). Dieſe puſtulöſen Ausſchläge werden von
bösartigen Fiebern (παρέπονται κακοήθειαι τῶν πυρε-
τῶν) und öfters von großer Schwäche oder Ohnmachten [2])
begleitet.“

Zur Behandlung dieſer zuletzt beſchriebenen peſtilen=
ziellen, dem Anthrax verwandten Ausſchläge (λοιμώδῶν
καὶ ἀνθρακώδῶν ἐξανθήματων), empfiehlt er Blutent=
ziehung im Anfange, nachher ein ſtärkendes Regimen;
äußerlich Waſchen und Bähen mit warmem Waſſer, be=

---

1) Diarrhoea, nisi eruptionis tempore eesset,
   aegrotantes praecipitat. P. Frank.

2) Vgl. Rhases de· var. et morb. Cap. 6., Joh.
   v. Gaddesden, Menghus Faventinus, und Joh. Sa=
   licetus in Gruners Fragment. medic. Arabistar.
   de var. et morb. Ien. 1790. p. 14. 66. 90.

fonders wenn fie ftark juden; auch die gegen Verbren=
nungen gebräuchlichen Salben. Schwaches Kalkwaffer
wird gegen die Form der Eruption angewandt, welche in
ihrer Verbreitung Aehnlichkeit mit dem Herpes hat (ἑϱ-
πυστιϰὰ); wie diese auch Rases [1]) befchreibt: Variolae
quae ambulant ut formica (d. i. Herpes). Gegen tiefe
verwüftende Gefchwüre (τὰ νεμόμενα) werden warme
Umfchläge empfohlen. Solcher Gefchwüre gefchieht von allen
Pockenfchriftftellern, vom Rases an, Erwähnung, vorzüg=
lich von folchen, welche in heißen Ländern die Pocken be=
obachteten; fogar brandige Gefchwüre werden von einigen
angemerkt, z. B. von Hurham [2]). Jenfeits der Parakme
der Krankheit reicht Herodot eine Abführung, und darnach
Theriak oder Mithridat. — Gegen die Molopes werden un=
ter anderen Mitteln, wenn das Fieber heftig ift, Wafchun=
gen mit einer Mifchung von Waffer, Oel und Salpeter an=
gewandt: ein Mittel, welches unter dem Namen Inunctio
Ruffi noch zu Prosper Alpins [3]) Zeiten, nicht allein ge=
gen das Petechialfieber, fondern auch gegen die Pocken, in
Egypten fehr beliebt war.

Außer den bereits gefchilderten fieberhaften Eruptionen
befchreibt Herodot, oder, nach Werlhof und Freind, viel=
leicht Aetius felbft, noch andere Ausfchläge, die von jenen
aber forgfältig getrennt werden: nämlich große, weiße,

---

1) Liber divisionum, Gerardo Cremonensi interpr. Lugd. B. 1510. Cap. 159.

2) A. a. O. Vol. II. p. 122.

3) Medic. methodica. Lugd. B. 1719. L. V. c. 9.

nicht befonders juckende Exantheme an den Lenden, den
Schenkeln und dem Bauche, die durch fparfame Diät leicht
zu heilen find — und runde, ungleiche, weißliche oder
röthliche Ausfchläge, erhaben und hart wie Vari; folche
erregen heftiges Jucken bis zur Schlaflofigkeit, erfcheinen
in remittirenden oder intermittirenden Fiebern, find nicht
gefährlich, und werden durch warme Bäder und Umfchläge
leicht geheilt. Diefe beiden Formen der Exantheme ftim=
men ganz mit denen bei Hippocrates [1]) überein: ἐξανθήματα πλατέα, οὐ πάνυ κνησμώδεα, und ἐξανθήματα ἐρυθρὰ, στογγύλα, σμικρὰ, οἷον ἴονθοι. —
Endlich fchließt die Stelle mit einigen, auf die Ausfchlags=
fieber überhaupt fich beziehenden, allgemeineren prognofti=
fchen Bemerkungen: „Sehr rothe Exantheme (τὰ πάνυ
ἐξέῤῥυθρα) find gefährlich, noch mehr livide, fchwarze
und fehr erhabene oder mit Gefchwulft verbundene (ἐξογ-
κούμενα), wie Stigmata (ὅμοια ὄντα ταῖς ἐστιγμέναις
σαρξί); oder wobei die Haut durch Stigmata bezeichnet
ift, und welche befonders zahlreich im Gefichte, auf der
Bruft, dem Bauche, den Seiten und dem Rücken ftehen.
Bei diefen unternehme man im Anfange nicht fogleich eine
Kur, fondern erfpectire, um nicht die Schuld eines übeln
Ausgangs zu tragen; ftehen fie aber bis zu der Akme der
Krankheit, ohne Verfchlimmerung, fo darf man fie nicht
ganz vernachläffigen, obgleich man wenig thun kann; man
muß zu paffender Zeit Arzneien geben, und die Behand=

---

1) Aph. VI. 9. (Lind. T. I. p. 98.) Epid. VI. 2.
(Daf. S. 801.) Epid. I. 3. (Daf. S. 674.)

lung mit Geſchick nach den Umſtänden ($\pi\varrho o\varsigma\vartheta\varepsilon\tau\iota\varkappa\tilde{\omega}\varsigma$) lei=
ten; denn was können die (Exantheme), welche bei dem
Abſterben der Oberfläche (der Haut) hervorkommen ($\tau\grave{\alpha}$
$\gamma\grave{\alpha}\varrho$ $\grave{\varepsilon}\pi\grave{\iota}$ $\nu\acute{\varepsilon}\varkappa\varrho\omega\sigma\varepsilon\iota$ $\tau\tilde{\eta}\varsigma$ $\grave{\varepsilon}\pi\iota\varphi\acute{\alpha}\nu\varepsilon\iota\alpha\varsigma$ $\grave{\varepsilon}\varkappa$ $\beta\acute{\alpha}\delta o\upsilon\varsigma$ $\gamma\iota\nu o$-
$\mu\varepsilon\nu\grave{\alpha}$) ſonſt bedeuten, als daß der Trieb|der Lebenskraft von
innen nach außen gerichtet iſt?“ —

Daß dieſes Kapitel des Aetius eine wirkliche Beſchrei=
bung der Variola enthalte, iſt von vielen Schriftſtellern
behauptet worden, während andere eine ſolche hier nicht
finden können. Zu den erſteren gehören u. a. Zacutus Lu=
ſitanus, Bartholin, Augenius, Primeroſe, Duncan Libble,
Schenk, und von den Neueren Hahn, Triller, Scuderi
und Willan, gewiſſermaßen auch Elsner und Kraus. Ihre
Gegner ſind Sebiz, Conring und Mareſcotti, welche gleich=
falls dieſe Stelle geleſen, aber, ohne Einwendungen gegen
die Behauptung der erſteren zu erheben, bei ihrer Mei=
nung des jüngeren Urſprungs der Krankheit geblieben ſind.
Freind ſcheint über die Beſtimmung der verſchiedenen ein=
zelnen Arten der vom Herodot beſchriebenen Exantheme in
Verlegenheit geweſen zu ſeyn. Er drückt ſich über die in
Frage ſtehende Stelle ziemlich oberflächlich aus: „Hier
werden abgehandelt die Exantheme oder Hauteruptionen
aller Art, welche entweder zu einem Fieber hinzukommen,
oder mit einem ſolchen von Anfang an verbunden ſind, die=
jenigen vorzüglich (?), welche Jucken erregen, und wie
Flohſtiche auf der Haut hervorbrechen [1].“ Gerade dieſe

---

[1] A. a. O. der Opp. S. 396. Für die Beſitzer der
franzöſiſchen Ueberſetzung muß hier bemerkt werden, daß

werden von Herobot kürzer abgefertigt, als die pestilenziel=
len anthraxähnlichen Ausschläge. Gruner ¹) führt die
Stelle mit an, und stimmt, ohne eigene Commentation
derselben, der Meinung Werlhofs im Allgemeinen bei,
welcher letztere allein sie einer detaillirten Kritik unterwor=
fen hat ²), und in dieser zu zeigen sich bemüht, daß
beim Herobot von Pocken nicht die Rede sey, ohne jedoch
anzugeben, welche Arten von Exanthemen der Lycier denn
eigentlich im Sinne gehabt habe; und endlich „indicia
aliquo modo similia variolis“ zugestehen muß. Diese
Aeußerung, so wie die Ungewißheit Freinds, sind nicht zu
übersehen, da beide hochberühmten Männer, von den Ver=
theidigern des jüngeren Alters der Pocken, als die höchsten
Autoritäten betrachtet werden. Gewiß mit Unrecht sträu=
ben sie sich gegen die Anerkennung dieser Krankheit, deren
Symptome und prognostischen Eigenheiten in Herobots
Beschreibung der dritten Art der Exantheme (der pestilen=
ziellen, anthraxähnlichen, mit pustulöser, namentlich im Ge=
sichte erscheinender Eruption, bei der weder der Bubonen,

---

diese den Sinn des Originals gänzlich verfehlt, wenn
sie paraphrastisch sich ausdrückt: il traite des ἐξανθήματα, ou *petite vérole*, et de toutes sortes
d'humeurs, qui percent la peau par des boutons,
petits ulcères, u. s. w. Histoire de la
médecine par I. Freind, trad. par Etienne
Coulet. à Leyde, 1727. p. 39.

1) A. a. O. Sect. 2. p. 114.

2) A. a. O. Cap. 2.

noch des eigentlichen Karbunkels nur mit einem Worte ge=
dacht wird), bestimmter und in größerer Anzahl angegeben
werden, als in den von den Pocken handelnden Stellen
der früheren arabischen Aerzte bis auf Rases, welche bei
ihrer Unvollständigkeit einzig und allein durch den Eigen=
namen der Krankheit, der beim Herodot vermißt wird, ei=
nen Vorzug haben. Die Schwierigkeiten aber, die Werl=
hof gegen eine Auslegung im Sinne seiner Gegner findet,
sind nicht so bedeutend, daß sie sich nicht ganz, oder doch
großentheils, aus dem Wege räumen ließen, wenn wir sie
einzeln unbefangen betrachten.

Zuerst wirft er Hahn, gegen den seine ganze Abhand=
lung zunächst geschrieben ist, die Entstellung des ganzen
Kapitels im Aetius mit vollem Rechte vor. Allerdings
hat dieser die einzelnen Angaben aus ihrem Zusammen=
hange gerissen, verkürzt und willkürlich zusammengestellt,
und damit eine Beschreibung der Pockenkrankheit gebildet,
die dem ganzen Streite sogleich ein Ende machen würde,
wenn sie wirklich so im Aetius sich fände. Dadurch hat
er selbst der Sache, die er vertheidigt, größeren Schaden
zugefügt, als alle Einwürfe seiner Gegner. Werlhof giebt
hierauf das ganze Kapitel in der lateinischen Version vom
Janus Cornarius, mit welcher die obenstehenden Auszüge
und Uebertragung der wichtigeren Punkte ganz übereinstim=
men, und macht dabei folgende Bemerkungen:

1) Die Bläschen um Nase und Lippen und die Mo=
lopes sind nicht Pocken — darin wird man ihm durchaus
beistimmen: letztere werden deutlich genug als Petechiae
culicares bezeichnet.

2) Nach Herodots Worten: „in bösartigen pestilen=

ziellen Fiebern sind die Eruptionen pustulös oder eiternd," fragt Werlhof: „also die gutartigen (Pocken?) eitern nicht?" Dieser scheinbare Widerspruch löst sich sogleich auf., wenn wir in Herodots Ansicht der Exantheme eingehen, die er sämmtlich als nur zufällige Symptome der Fieber betrachtet. Kamen ihm bösartige Pocken vor, so bemerkte er zunächst das bösartige und epidemische oder auch ansteckende (κακοήϑης und λοιμώδης) Fieber, in welchem, erst nachdem es vielleicht mehrere Tage angehalten hatte, eine eiternde Eruption erschien. Er ahndete nicht, daß diese eigenthümliche Eruption gerade das Unterscheidende, oder, wie Werlhof will, das Wesentliche der Krankheit ausmachte, noch auch, daß dieses Pockenfieber von anderen bösartigen Fiebern verschieden war; er konnte also den Pockenausbruch für nichts anderes, als ein zufälliges Symptom halten, welches zuweilen in solchen malignen Fiebern erscheine, zuweilen aber auch nicht; er konnte also, nach seinen Begriffen von der Identität schwerer Pockenfieber mit anderen schweren Fiebern, auf keine andere Weise sich ausdrücken, als er eben gethan. Nach dieser Vorstellung konnte es ihm auch nicht einfallen, daß die leichte Variola, bei der er ein gelindes Fieber mit vielleicht wenigen einzelnen Pusteln beobachtete, dem Wesen nach dieselbe Krankheit war, als jenes böse pestilenzielle Fieber mit eiternder Eruption; er wird also solche gelinde gutartige Pocken den übrigen leichteren nicht anthraxartigen und pestilenziellen Exanthemen zugerechnet haben. Beide Grade sind ja auch für den Anblick so verschieden, daß der Unkundige sie nicht leicht als ein und dieselbe Krankheit erkennen wird; und eine solche Unwissenheit in der Epikrise

der Krankheiten, zu welcher bei berühmteren Aerzten des
Alterthums Gegenstücke sich finden, dürfen wir Herodot
nicht hoch anrechnen, der in einer Zeit lebte, in welcher
die Beobachtungskunst des Hippocrates großentheils schon
wieder verloren gegangen war, und den glänzenden Anfän=
gen der Wissenschaft ein schmählicher Untergang in den un=
fruchtbaren Grübeleien der Pneumatiker, und im Haschen
nach Medicamenten, drohete.

3) Die Worte: „in bösartigen pestilenziellen Fiebern
eitern die Eruptionen, und sind den Anthrakes ähnlich,"
veranlassen Werlhof zu der Anmerkung: „genügt diese
höchst kurze Beschreibung einer Bezeichnung der Pocken,
und paßt sie auf dieselben? und, wenn die Pocken Kar=
bunkeln seyn sollen, wie kommen sie denn hier nur zu ei=
ner Aehnlichkeit mit Karbunkeln?" — Es gehören aber zu
jener Beschreibung noch alle folgenden Angaben, bis zu
dem Theile des Kapitels, welcher die Kur abhandelt, und
von diesem auch noch mehrere Stellen; endlich einige der
Bemerkungen am Schlusse des Kapitels. Diese Bezeich=
nung ist dann wenigstens eben so vollständig, als die nie
in Zweifel gezogenen von Aaron, Maserjawaih, Tabri,
und anderen älteren Arabern. Herodot nennt aber das
Exanthem nicht Anthrakes, sondern redet nur von seiner
Aehnlichkeit oder Verwandtschaft mit denselben, zu welcher
Vergleichung die Bösartigkeit des begleitenden Fiebers, die
erste Erscheinung der Pocken als entzündete kleine Beulen,
Papuln, die darauf folgende Eiterung, große Zerstörung
der Haut und Bildung einer braunen oder schwarzen
Eschara, hinlänglichen Anlaß gaben. Auch bei den Ara=
bern und bei Neueren finden sich solche Vergleichungen;

Sydenham sagt: pustula primo phlegmone; P. Frank: solitarios quasi in cute furunculos sistunt; Schenk von Grafenberg [1]) erzählt von discreten Pocken, von denen die meisten normal abtrockneten, einige größere aber an Umfang zunahmen, längere Zeit hindurch eiterten, Borken bildeten, völlig den Karbunkeln gleich, und nur mühsam und spät zur Heilung kamen.

4) Der Angabe: „große Pusteln sind schlimmer als kleinere," wirft er ein: „je größer discrete Pocken sind, desto mehr entfernen sie sich von der zusammenfließenden Form." Das soll wohl heißen: discrete Pocken sind besser, als confluirende; ein, seiner Ausnahmen unbeschadet, allgemein angenommener Satz. Herodot aber sagt mit keinem Wörtchen, daß die großen Pusteln discret gewesen, und nicht zusammengeflossen wären; im Gegentheil hat er vielleicht unter der Größe der Pusteln das Ineinanderfließen mehrerer kleinerer gemeint. Uebrigens mögen hier für die jeweilige Bösartigkeit sowohl großer, als discreter Pocken nur zwei gewichtige Zeugnisse stehen, die von den berühmtesten Beobachtern dieser Krankheit, einem älteren und einem neueren, herrühren. Rases sagt [2]): Porro pustularum albarum magnarum genus est quoddam pravum et lethale, illae nempe, quae simul confluunt et dilatant sese, adeo ut plures earum in unam coalescant, et magnum corporis spatium occupent, et evadant instar circulorum ingentis am-

---

1) Observ. medicin. Frcf. 1600. L. VI. Obs. 112.

2) De var. et morb. C. 14.

bitus. Mead ¹) aber verwirft durchaus die Unterscheidung der Var. discretae und confluentes als Bezeichnung der Bösartigkeit, und zieht die Eintheilung in benignae und malignae vor; denn, sagt er, fit interdum, ut discretae confluentibus, quales usitatae contingunt, sint perniciosores. Imo multo symptomata, quae maxime periculosa sunt, in discretis solis eveniunt, u. f. w. Auch Sydenham beschreibt die Gefahr eines gewissen Zustandes bei discreten Pocken ²).

5) Die Worte: „deteriores quae cito delentur ³)," unter welchen ein schnelles Zurücktreten, ein plötzliches Verschwinden des Ausschlags zu verstehen ist, bezieht Werlhof auf ein früheres normales Abtrocknen desselben, welches gerade bei gutartigen Pocken beobachtet werde. Ich kann aber diese Auslegung nicht annehmen, da derselbe prognostische Satz, nur mit bestimmteren Worten, vom Herodot auch auf die anderen Exantheme angewandt wird („solent enim reversae in corpus periculum afferre, si non per vomitum et alvum acrimonia secedat ⁴)," und die Behandlung des in Rede stehenden

---

1) De var. et morb. Cap. 2. (Opp. T. I.)

2) Obs. circa m. a. hist. et cur. Sect. III. c. 2.

3) Nach der von Werlhof benutzten Version des Janus Carnarius; das Original lautet: χείρω — καὶ τὰ ταχέως ἀφανιζόμενα τῶν πλείονα χρόνον ἐπιμενόντων.

4) ἔιωθε γὰρ ἀποστραφόντα, κινδυνούς ἐπιφέρειν· ἐι μὴ δι ἐμέτων ἢ κοιλίας ἡ δριμύτης ὑπεξέλθοι.

Exan=

Exanthems großentheils auf die Erhaltung deſſelben auf
der Haut gerichtet iſt. Es heißt nämlich von der obener=
wähnten Lotion aus Waſſer, Oel und Salpeter: „pustulas enim circa superficiem retinet, et materiam in
profundo attrahit [1)]“ Uebrigens läßt ſich jener Satz
auch im Sinne Werlhofs auf die Pocken anwenden, in=
dem er die Anſicht ausſprechen würde, daß jeder eiternde
Ausſchlag normal eine gewiſſe längere Zeit hindurch ſtehen
müſſe, damit die unreinen Säfte wohl ausgeleert werden,
worauf auch die Worte: materiam in profundo attrahit, hindeuten; eine Meinung, welche nicht nur noch jetzt
unter den Laien herrſcht, ſondern auch noch viele Jahr=
hunderte nach Herodot unter den Aerzten allgemein ver=
breitet war.

6) Das Jucken der Puſteln, welches Herodot für gün=
ſtiger, als das Brennen hält, ſey bei den Pocken nicht ſo
unbedeutend, und zuweilen gefährlicher, als man glaube,
da es Gelegenheit zum Kratzen gebe, wodurch die nor=
male Maturation der Pockenpuſteln geſtört werde. Wenn
nun das Wahre in dieſer Bemerkung nicht verkannt wer=
den wird, ſo läßt ſich doch die Verſicherung aller Beob=
achter nicht abweiſen, daß im Allgemeinen bei gelinden
Pocken ein mehr juckendes, bei ſchweren aber ein läſtiges
ſchmerzhaftes brennendes Gefühl angetroffen werde.

7) Der Einwurf, daß Diarrhöe nicht ſo übel in den
Pocken ſey, als Herodot (jedoch nicht ohne Einſchränkun=

---

1) τότε γὰρ ἐξανθήματα περὶ τὴν ἐπιφάνειαν κρα-
τεῖ, καὶ τὴν ἐν τῷ βάθῃ ὕλην ἐφέλκεται.

6

gen) angebe, kann um so weniger gelten, als der große, von Sydenham angeregte Streit, über die Heilsamkeito der die Gefährlichkeit der Diarrhöe bei der Variola, zu Werkhofs Zeit selbst noch nicht definitiv entschieden war. Jenes, die exanthematischen Krankheiten im Allgemeinen betreffende Prognostikon, stammt aus einer viel früheren Zeit, als die Herobotische, und hat noch viele spätere Jahrhunderte hindurch seine Herrschaft in der Lehre von den Exanthemen behauptet.

8) Daß das bösartige Fieber auf den Ausbruch der Pusteln folge, findet Werlhof mit den Pocken nicht über-einstimmend, da bei diesen fast alle schweren Symptome nach erfolgter Eruption verschwinden. Allerdings ist dieses bei den gutartigen der Fall; daß hier aber nur von ma-lignen die Rede seyn könne, ist schon oben gezeigt worden. Uebrigens findet sich beim Herobot gar nicht, daß schwere Fieber und Ohnmachten erst dem Ausbruche nachfolgen, sondern nur, daß das pustulöse Exanthem mit diesen Zu-fällen überhaupt verbunden, verknüpft sey (παρέπονται).

9) Unter den großen, weißen, mäßig juckenden Pu-steln haben Zacutus [1]) und D. Liddel [2]) Krystall- oder lymphatische Pocken vermuthet. Wenn gleich der Mangel näherer Bezeichnung zu einer solchen Annahme kaum be-rechtigt, und ich dieselbe keineswegs vertheidigen mag, so darf man doch hier noch eher auf eine leichte Variola oder Varicelle rathen, als, mit Werlhof, auf ein eigenthümli-

---

1) Med. artis princip. L. II. quaest. 2.

2) De febrib. L. III. c. 8.

ches, einst von Albrecht beobachtetes Exanthem, welches
überdieß mit kleinen Pusteln erschien.

10) Das zunächst folgende den Varis ähnliche Exan=
them sey vielleicht Nesselsucht gewesen. Diese Deutung
hat allerdings völlig so große Wahrscheinlichkeit für sich,
als die Elsners [1]), welcher nicht ansteht, das Varusähnliche
Exanthem für die Steinpocken zu erklären.

11) Die sehr rothe Farbe des Ausschlags deute „gan=
gränöse Exantheme mit Tendenz zum Sphacelus" an —
eine willkürliche unbegründete Behauptung; eben so gut
kann man die sehr rothen für Variolae sanguineae,
und die lividen, schwarzen, mit Geschwulst und Stigma=
ten, für Var. nigrae cum petechiis, die häufig beob=
achteten und auch Werlhof wohlbekannten, erklären.
Wahrscheinlich sind es aber diese sehr rothen Exantheme,
welche Sprengel und Bateman als Ma se rn anerkennen [2]).
Daß alle Angaben dieses Theils des Herodotischen Frag=
ments sämmtlich auf die Pocken und auf keine andere
exanthematische Krankheit sich beziehen, läßt sich nicht ge=
radezu behaupten; Werlhofs Gründe gegen eine solche An=
nahme beschränken sich jedoch nur auf die Uebergehung der
Hände und Füße unter den Ausbruchsstellen, und auf die
Ermahnung zur Exspectation in gewissen Fällen. Beides
passe nicht auf die Pocken; es sey vielmehr hier von der
chirurgischen Behandlung des Sphacelus die Rede, der in

---

1) A. a. O. S. 66.

2) Sprengel, Geschichte 1823. Th. II. S. 125. Bate=
mann a. a. O. S. 65.

bösen exanthematischen Fiebern sich einstelle. Geht dieses
so klar aus den Worten des Herodot oder Aetius hervor?
Und ist die exspectirende Methode dem Sphacelus oder den
Pocken angemessener und zuträglicher? Die τῆς ἐπιφα-
νείας νεκρώσις, welche vielleicht Werlhof auf die Idee des
Sphacelus geleitet hat, paßt sehr gut auf die große Zerstörung der Haut bei der Variola, und die Bezeichnung der
Ausbruchsstellen ungleich besser auf diese, als auf Petechien,
welche er im Sinne zu haben scheint; unter jenen Stellen
wird das Gesicht ausdrücklich und zuerst genannt, in welchem, nach Werlhof selbst ¹), die Petechien nicht ausbrechen, und von denen P. Frank ²) sagt: Rarius ad faciem prorumpentes —— in tam insigni petechizan-
tium, quos tractavimus, numero, nec unum qui-
dem cum peticulis ad faciem conspeximus.

12) Das ganze Kapitel beim Aetius, schließt Werlhof, handle überhaupt von verschiedenen kritischen und
symptomatischen Eruptionen in intermittirenden und anhaltenden, gut- und bösartigen Fiebern, nicht aber von
einer pustulösen Krankheit eigener Art. Trotz der Gegen-
wart des Fiebers könne unter jenen Exanthemen nicht auch
das der Variola gewesen seyn, denn diese sey ein morbus
sui generis primarius, zwar unter die Fieber zu rechnen, jedoch von den gewöhnlichen Arten der Fieber verschieden, und nicht als Symptom eines solchen anzusehen.
— Ist aber Herodot, oder der unzuverlässige Aetius, der

1) A. a. O. Cap. III. not. 65.

2) Epit. Lib. III. p. 114 u. 117.

die Beobachtungen des ersteren an einer vielleicht unschick=
lichen Stelle seiner Compilation einschiebt, der einzige, der
die variolöse Eruption für das Symptom eines Fiebers
angesehen hat? Mußte er, wenn er wirklich die Pocken
gesehen hatte, so genau mit dem Wesen der Krankheit be=
kannt seyn, daß er nicht das Invasionsfieber für ein Fie=
ber gewöhnlicher Art, und die später erfolgende Eruption
für ein Symptom eben dieses Fiebers halten durfte? He=
rodot konnte doch von dem eigenthümlichen Wesen der Men=
schenblattern so gründliche und umfassende Kenntnisse nicht
haben, als der treffliche Werlhof. Es haben aber mehrere
Gegner des hohen Alters dieser Krankheit, bei dem Lesen
der betreffenden Stellen in griechischen Schriftstellern, an
der Unvollständigkeit derselben sich gestoßen, und diese nicht
mit den frühesten unbezweifelten Nachrichten bei den älte=
sten Arabern verglichen, sondern eine zusammenhängende
wohlgeordnete Beschreibung des Uebels zu finden erwartet,
welche mit ihren eigenen Begriffen, Ansichten und Kennt=
nissen übereinstimme. Hierin getäuscht, fällten sie dann
ohne Weiteres das Urtheil: die Alten haben die Pocken
nicht gekannt.

So weit Werlhofs Einwürfe und die Gegenbemerkun=
gen, zu welchen sie Anlaß gegeben haben. Dem Leser
bleibe nun die Entscheidung, ob die letzteren die Wahr=
scheinlichkeit, daß Herodot unter dem pestilenten anthrarar=
tigen Pustelausschlage die Pockenkrankheit angedeutet habe,
wieder hergestellt ist, oder ob Werlhofs Gründe für die wi=
derstreitende Meinung in voller Stärke fortbestehen. Noch
ist Gruners Ansicht anzuführen, welche aber, nach dem
bereits Gesagten, eine ausführliche Widerlegung nicht ver=

langt. Er bezieht nämlich alles dasjenige, was Herodot
von drei verschiedenen Exanthemen (dem Ausschlage um
Nase und Lippen bei einfachen Fiebern, den Molopes, die
den Mückenstichen gleichen, und der pestilenziellen anthraxähnlichen eiternden Eruption) angiebt, auf Petechien, auf
das Fleckfieber; die Bezeichnung der beiden folgenden Exantheme und die allgemeinen Schlußbemerkungen faßt er wiederum zusammen, und sieht sie für eine unleugbare Beschreibung der „Febris miliaris," und zwar der „Purpura alba und rubra, der Purpura scorbutica diu-
turna, und der Febris nostra scarlatina vel urtica-
ta" an! —

G a l e n.

Die chronologische Ordnung führt jetzt auf einen
Schriftsteller, dessen große Autorität beide streitende Parteien für sich benutzt haben. Daß nämlich Galen keine
vollständige Beschreibung der Pockenkrankheit hinterlassen,
sehen einige für einen schlagenden Beweis des jüngeren Ursprungs dieses Uebels an, während andere, die dem großen
Meister von Pergamus den Ruhm, Alles gewußt, Alles
gekannt zu haben, erhalten wollten, manchen von chronischen Hautausschlägen und von dem Karbunkel handelnden
Stellen seiner Schriften eine Deutung gaben, die vor einer sorgfältigen und unbefangenen Prüfung nicht bestehen
kann. Hahn vorzüglich ist in der Bemühung, Galens
Beschreibung der Karbunkeln in eine Beschreibung der Pok-
ken zu verdrehen, verunglückt, und hierin von Werlhof
trefflich zurechtgewiesen; die Stellen dagegen, in welchen

von letztgenannter Krankheit wahrscheinlich die Rede ist,
hat er ganz übersehen. Es sind diese die Bemerkungen,
zu denen die Pestepidemie Anlaß gegeben hat, welche in
den Jahren 164 bis 170 Kleinasien, Syrien, und Italien
überzog, und nach Rom vorzüglich durch die Rückkehr des
Lucius Aurelius Verus aus dem Feldzuge gegen die Par=
ther gebracht wurde. Eine vollständige und zusammen=
hängende Beschreibung giebt Galen weder von dieser „gro=
ßen Pest," noch von pestartigen Uebeln überhaupt; alle
von ihm stammende Nachrichten beschränken sich auf ein=
zelne wenige durch seine sämmtliche Werke zerstreute Be=
merkungen, indem er, wenn er bei einer Krankheit ande=
rer Art dieses oder jenes Symptom anführt, beiläufig er=
wähnt: es sey dasselbe auch bei jener Pest bemerkt wor=
den. Er scheint sich vor den Pestkranken gefürchtet zu ha=
ben, da er eine verhältnißmäßig geringe Anzahl derselben
gesehen hat (kaum sechshundert nach seiner eigenen Anga=
be [1]), und schon im zweiten Jahre nach dem Triumphzuge
des Verus, bevor noch die Epidemie ihre Höhe erreicht
hatte, die Stadt verließ. Sie war der Athenienfischen
vollkommen ähnlich [2]). Bubonen oder Karbunkeln zeig=
ten sich durchaus nicht. Das Fieber war heftig, die innere
Hitze so groß, daß die Kranken auch die leichteste Bedek=
kung nicht ertragen konnten, obgleich die Haut zuweilen
nicht besonders heiß für das Gefühl schien. Diese war ge=

---

1) De praesag. ex pulsib. L. III. c. 4.

2) De simplic. medic. facultatibus, L. IX. de
   terra Samia.

röthet oder livide, und mit kleinen Pusteln und Geschwüren besetzt [1]). — Bei allen Kranken waren die ersten
Wege in Unordnung; sie hatten Durst, Anorexie, Durch-
fall, einige auch Erbrechen. Hielt dieses an, so starb der
Kranke; war aber der Ausgang glücklich, so erschien eine
reichliche Eruption über den ganzen Körper, welche schwärzlich, den sogenannten „schwarzen Exanthemen ähnlich" war,
(τό σῶμα πᾶν περιεξήνϑησε μέλασιν ἐξανϑήμασιν
ὁμοίοις); in der Regel aus Pusteln bestand, und eiterte,
jedoch nie copiös (τοῖς πλείστοις μὲν ἑλκωδῆ, πᾶσι δὲ
ξηρά), und entweder der Psora, oder der Lepra ähnlich sah.
Eine besondere Behandlung dieser Ausschläge war nicht nö-
thig; sie vergingen allmählig, binnen mehreren Tagen nach
der Krise des Fiebers, und zwar auf folgende Weise. Da
wo Pusteln waren, deren Spitzen eiterten (ἐν οἷς ἑλκώδη
τὸ ἐπιπολῆς) wurden diese trocken (ξηραινόμενων); es
bildeten sich Borken (ἐφελκίδες), welche demnächst abfielen,
und unter welchen die Haut beinahe heil war, so daß die
Stellen binnen einem oder zwei Tagen vernarbten. In
anderen Fällen, in welchen keine Ulceration Statt fand,
(οὐκ ἑλκώδη), war das Exanthem rauh und räudig (ψω-
ρώδες) und die Desquamation schuppenähnlich (ἀνεπίπτε
δὲ οἷον λέμμα), nach welcher dann die Krankheit zu
Ende war [2]).

Zuweilen war der Puls vom normalen nicht verschieden, der Harn ungewiß, und nach Farbe und Sediment

---

1) In L. VI. Epidem. Hippocr. Comment. I. Aph. 29.

2) Method. med. L. V. c. 12. De atra bile c. 4.

dem gesunden ähnlich, und das Fieber kaum durch das Be=
fühlen der Brust, aus der innerlichen Hitze, dem Durste
und der Begierde nach kalten Getränken, wahrzunehmen.
In anderen Fällen war der Urin bald dünner, wässerig
und leicht getrübt, bald hatte er einen guten weißen und
gleichmäßigen Bodensatz. Dieses waren günstige Zeichen.
Besondere Aufmerksamkeit aber, erinnert Galen, müsse
man auf livide Sedimente richten, und auf solche, welche
in der Gestalt der Spinnengewebe oder eines Ballen von
Wollenfasern flottiren. Gänzlicher Mangel eines Enacorems
sey sehr übel. — Die Augen wurden oft während des
Gebrauchs eines Bades roth und entzündet, und blieben
zuweilen auch nachher in diesem Zustande. Der Athem
war häufig stinkend, und dieses galt für ein übles Zeichen;
die Mundhöhle war mit einer Pestfarbe ($\chi\varrho\acute{o}\alpha$ $\lambda o\iota\mu\acute{\omega}\delta\eta\varsigma$)
überzogen, worauf das Volk als diagnostisches Zeichen
großen Werth legte; Galen erklärt diese Färbung für theils
erysipelatös, theils dem fressenden Herpes [1]) ähnlich;
sie griff, vom Entstehungspunkte aus, weit um sich [2]).
Die Stühle waren im Incremento der Krankheit gelb oder
röthlich, aber flüssig; späterhin schwarz, geronnenem Blute
ähnlich [3]). Eine heilsame Krise fand oft am siebenten
oder eilften Tage durch reichliche dunkelgefärbte Stühle
Statt; die Kranken aber, welche nichts als schwarze Galle

---

1) Dem Herpes esthiomenos, welcher im zweiten
    Buche ad Glauconem c. 1. beschrieben wird.

2) De praesag. ex puls. L. III. c. 4.

3) In Hipp. Aphor. Com. IV. Aph. 21.

ausleerten, starben sämmtlich [1]). Der colliquativen Diarrhöe fielen überhaupt die meisten Opfer der Epidemie [2]).
Ein plötzliches Zurücktreten der Ausschläge war besonders
gefährlich [3]).

Eine einzelne Krankheitsgeschichte wird ausführlicher
erzählt [4]). Bei einem jungen Manne, welcher im Anfange der Epidemie erkrankte, war am neunten Tage der
ganze Körper mit einer eiternden Eruption (ἐξήνϑησεν
ἕλκεσιν ὅλον τό σῶμα καϑάπερ) bedeckt, wie dieses bei
allen Kranken der Fall war (einige Manuscripte haben hier
den Zusatz: welche wieder hergestellt wurden, οἳ σωϑέντες).
Am nämlichen Tage fing er an zu husten, und warf am
folgenden eine Borke, eine Ephelkis, aus, „offenbar von
einer Ulceration im Halse herrührend, da er lebhafte
Schmerzen beim Schlingen hatte." Durch den Aufenthalt
in Tabiae und den Gebrauch der dortigen berühmten Milch
erlangte er bald seine Gesundheit wieder; viele andere auf
ähnliche Weise an der Pest erkrankte wurden gleichfalls
hergestellt.

Ueber die Behandlung findet sich nichts als eine Stelle
in dem von Oribasius zusammengetragenen Buche de cu-
curbitúlis [5]), von welchem man nicht weiß, ob es

----

1) De atra bile c. 4.

2) In L. III. Epid. Hipp. Com. III. Aph. 57.

3) In Hipp. Prorrhet. Com. I.

4) Method. med. L. V. c. 12.

5) De cucurb. c. 20.

durchaus ächten Galenischen Inhalts ist. Hier erzählt Galen, er habe sich, als er von der Pest ergriffen gewesen
(noch während seines Aufenthalts in Kleinasien), am zweiten Tage der Krankheit, nach einer Remission des Fiebers,
zwei Pfunde Blut durch Schröpfköpfe abgelassen, und
viele andere Kranke, welche dieses Verfahren nachgeahmt,
hätten, gleich ihm, die Krankheit glücklich überstanden; es
seyen nämlich Zeichen der Vollblütigkeit vorhanden gewesen.

Galen giebt diesem ansteckenden Ausschlagsfieber den
Collectivnamen Loimos, und bedient sich an den Stellen,
wo er von dieser spricht, niemals des Ausdrucks Anthrakes. Vielleicht ist aber in Kleinasien die nämliche
Epidemie mit dem letzteren bezeichnet; er sagt [1]): „In der
Anthraxepidemie, welche in Asien weit verbreitet herrschte,
exulcerirte bei einigen Kranken, auch abgesehen von der
Erscheinung von Pusteln, alsbald die Haut" — und an
einer anderen Stelle [2]); „In putriden Fiebern stößt sich
die Haut nicht selten in so großer Ausdehnung ab, daß
man die oberflächlichen Venen entblößt liegen sieht. Dieses wurde besonders häufig und am ganzen Körper beobachtet, als die Anthrakes in Asien epidemisch herrschten
(ἄνϑρακες ἐπιδημήσαντες), so daß die Kranken Affen
ähnlicher sahen, als Menschen" — [fast gleichlautend beschreibt Amatus von Portugal die in heißen Klimaten von
den Pocken verursachten Zerstörungen der Haut [3])]. Auch

---

1) Method. med. L. XIV. c. 10.

2) De venar. et arter. dissect. c. 7.

3) Willan a. a. D. S. 49.

in Rom herrschte zu des Asclepiades Zeiten eine Anthrar=
epidemie, die aber nur kurz angeführt, nicht beschrieben
wird [1]); und ein Zeitgenosse des Galen, Aelianus Mec=
cius, erwähnte gegen ihn einer Pestepidemie, in welcher
der Theriak sehr hülfreich sich gezeigt hatte [2]).

Dieses sind die sämmtlichen Nachrichten von der so=
genannten Pest des Lucius Aurelius Verus, welche uns
Galen hinterlassen hat [3]). Obgleich in ihnen einzelne
Symptome aufgezählt werden, welche auch der wahren Pest
nicht fremd sind, so geschieht doch nirgends der Bubonen
oder ächter Karbunkeln Erwähnung; die letzteren beschreibt
er, durchaus getrennt von dieser Epidemie, als eine locale
Krankheit, in welcher das in irgend einen Theil des Kör=
pers einströmende dicke erhitzte Blut die afficirte Partie in
eine klopfende sehr schmerzhafte Entzündungsgeschwulst er=
hebe, und ein brandiges Geschwür mit beträchtlicher Zer=
störung der Umgebungen erzeuge. Zuweilen bemerke man
auch Phlyktaenen auf dieser Geschwulst, welche aufbrechen,
und unter denen man dann das brandige Geschwür finde [4]).

1) Gal. de compos. medicam. p. gener. L. V.
c. 15.

2) L. de usu Theriacae ad Pamphilianum.

3) Willan hat noch einzelne andere Bemerkungen aus
mehreren Galenischen Büchern angezogen, die ich des=
halb nicht mit aufgenommen habe, weil sie auf ver=
schiedene Fieber, nicht aber auf die bezeichnete Epide=
mie, sich zu beziehen scheinen.

4) Meth. medend. L. XIV. c. 10. — L. II. ad
Glauconem c. 1. u. an anderen Stellen m.

Nur die epidemischen sogenannten Anthrakes in Kleinasien, und die in Rom zur Zeit des Asclepiades verbreiteten, könnten ein Uebel dieser Art gewesen seyn; ich lege aber auf die Stellen, in welchen von ihnen oberflächlich die Rede ist, den allergeringsten Werth, obgleich diese Stellen fast die einzigen und wichtigsten aus Galens Werken sind, welche Hahn zur Vertheidigung seiner Meinung vorbringt, und daher mit Erfolg von Werlhof widerlegt werden konnte. Dagegen finden sich unter den Symptomen des Loimos solche in größerer Anzahl, welche den Pocken und Masern eigenthümlich sind, nämlich:

1) Eine Eruption über den ganzen Körper, welche entweder, und zwar in den meisten Fällen, pustulös und eiternd, oder aber rauh, papulös, erschien; die erste Form endigte bei glücklichem Ausgange durch Bildung von Borken, die zweite durch schuppen= oder kleienähnliche Desquamation. In den gefährlichsten Fällen, in denen nämlich übermäßiges Erbrechen und Diarrhöe den Tod drohete, nahm die Krankheit durch die Eruption eine günstige Wendung, welche alsdann schwärzlich und wenig eiternd war, analog den von Huxham beobachteten „variolae cum lividis et nigris petechiis, subnigrae, sessiles, saepe vacuae u. s. w. [1]). — Plötzliches Zurücktreten des Ausschlags erwies sich sehr gefährlich.

2) Röthe der Fauces, Heiserkeit, Husten, Auswurf von Borken, eigenthümlicher übler Geruch des Athems —

---

1) A. a. O. Vol. II. p. 33.

als Begleiter der Pocken und Masern allgemein bekannte
Erscheinungen.

3) Im Anfange der Krankheit dünner wässeriger Urin,
späterhin ein weißes gleichförmiges Sediment desselben in
günstigen, schwärzlicher Harn mit lividen Enaeoremen in
bösen Fällen [1]).

4) Erbrechen und Diarrhöe, häufig vor der Eruption, und zuweilen nach derselben anhaltend; in letzteren
Fällen waren die ausgeleerten Massen gewöhnlich schwarz;
und colliquative Diarrhöe führte den Tod herbei [1]).

5) Die Pulse wurden zuweilen gar nicht krankhaft
verändert gefunden, und die Haut nicht übermäßig heiß;
leider sagt Galen nicht, in welchem Stadio der Krankheit
dieses der Fall war. Rases macht bei den Pocken die nämlichen Bemerkungen [2]).

6) Röthe der Augen — vielleicht variolöse Ophthal-
mie? — Verschlimmert wurde diese durch das Bad, welche Eigenheit auch Rases angemerkt hat [3]). Auffallend ist
es, daß Galen nicht angiebt, wann die Röthe wieder verschwand, ob die Augen während der Blüthe des Exanthems
verschwollen waren, oder ob sie in Folge der Krankheit
verloren gingen. Seine Beschreibung des Loimos aber,
selbst wenn man alle die zerstreuten Bemerkungen zusam-
menfaßt, ist nichts weniger als vollständig.

---

1) Vergl. u. a. Riverii praxis med. c. theoria
Leyd. 1674. L. XVII. c. 2.

2) De var. et morb. c. 6.

3) Ebendas. c. 5.

7) Die Behandlung bestand vorzüglich in einer reich=
lichen Blutentziehung während der ersten Tage des Fie=
bers; das Exanthem erforderte keine eigene Behandlung.
Das Schröpfen war die gewöhnlichste Art der Blutentzie=
hung, nicht allein bei den Alten, auch bei Neueren ge=
bräuchlich. So wandte u. a. Prosper Alpin ¹) die Scari=
fication der Beine, ganz in der Art, wie Galen sie lobt,
„bei pestilenten Fiebern mit den Pocken oder anderen Exan=
themen“ mit dem glücklichsten Erfolge an, und bei den
Arabisten sind die blutigen Schröpfköpfe ein sehr gewöhnli=
ches Mittel in der Variola ²).

8) Eine sehr auffallende Entstellung des Gesichts
wird, zwar nicht nach überstandenem Loimos, jedoch als
Folge der epidemischen Anthrakes erwähnt. Da das Wesen
und die Art der letztgenannten Epidemie tiefer im Dunkel
liegt, als das des sogenannten Loimos, so dürfen wir auf
jenen Umstand nur ein sehr geringes Gewicht legen. —

Daß Galen keine zusammenhängende vollständige Be=
schreibung der von ihm erlebten Pestepidemie gegeben, eine
solche auch aus den einzelnen gelegentlichen Bemerkungen
sich nicht bilden läßt, erklärt sich leicht aus der unvermeid=
lichen Verwirrung, die eine mörderische Krankheit in einer
volkreichen Stadt anrichten mußte; aus seiner eigenen
Furcht ³), die ihm eine genaue und tägliche Beobachtung
der Erkrankten während des ganzen Verlaufs des Uebels

---

1) A. a. D. L. V. c. 9.

2) Gruner Fragm. med. Arab. p. 80. 98. 110.

3) De differ. febr. L. I. c. 2.

nicht gestattete, und aus seiner Abreise von Rom bald
nach dem Ausbruche der Epidemie, deren völliges Erlö=
schen in Rom er zu Pergamus und Aquileja abwartete [1]).
Wir müssen also mit den Nachrichten uns begnügen, wie
er sie uns von jenen bösartigen Exanthemen, die damals
zu Rom allgemein herrschten, zu anderen Zeiten aber a u ch
sporadisch beobachtet wurden [2]), hinterlassen hat, da sie
eine Pocken = und Masernepidemie mit ziemlicher Gewißheit
erkennen lassen.

Dio Cassius, Eusebius, Nicephorus u. a.

Zunächst auf diese Pest des Luc. Aurel. Verus folgt
die unter Commodus, in den Jahren 188 und 189 n. Chr.
($νόσος$ $μεγάλη$), welche mit Hungersnoth verknüpft war,
Menschen und Thiere befiel, und gegen deren Contagiosität
man durch die Flucht und durch Wohlgerüche sich zu schü=
zen suchte. Sie ist von keinem Arzte beschrieben; nur zwei
Geschichtschreiber, Herobian [3]) und Dio Cassius [4]), er=
wähnen der ungeheuern Verheerungen, welche sie anrichtete;
es starben zu Rom an einzelnen Tagen nicht weniger als

---

1) De libr. propr. c. 1. Auch Aquileja verließ er,
   sobald die Pest dieser Stadt sich näherte.

2) De praesag. ex pulsib. L. III. c. 4.

3) Histor. L. I. c. 12.

4) Histor. Rom. ex ed. Fabricii et Reimari
   Hamb. 1752. L. LXXII. c. 14.

zwei=

zweitausend Menschen. Eines sonderbaren Umstands im
Verlaufe dieser Epidemie erwähnt der letztgenannte, näm=
lich einer Art von Inoculation der Krankheit. Nicht nur
in der Stadt, sondern fast in allen Gegenden des römi=
schen Reichs, starben, wie er erzählt, eine große Anzahl
von Menschen, sowohl in dieser Epidemie, als auch in der
unter Domitian (i. J. 92.) zu Rom beobachteten, durch
den Kunstgriff einiger Bösewichter (χακούργων ἄνδρων),
welche mit kleinen vergifteten Nadeln, für Lohn, Verletzun=
gen beibrachten, und so die Krankheit einimpften (βελόνας
γὰρ μιχρὰς δηλητηρίοις τισί φαρμάχοις ἐγχρίοντες,
ἐνίεσαν δὲ αὐτῶν ἐς ἑτέρους ἐπὶ μισθῷ τὸ δεινὸν·).
Da der Ausdruck — Pfeile (βέλη) als bildliche Bezeich=
nung der Pest von den Alten [1]) häufig gebraucht wird, wo=
zu, nach Hahn [2]), die Erscheinung von Karbunkeln und
anderen bösen Geschwüren, als vergifteter Wunden, Anlaß
gegeben haben soll: so schließt derselbe aus den Worten bei
Dio, „kleine Pfeilspitzen oder Nadeln, βελόναι μιχραὶ,“
auf kleine Geschwüre oder — Pocken, die in dieser Epide=
mie vorgekommen seyn müßten; eine gar spitzfindige und
weit hergeholte Auslegung. Willan [3]) vergleicht, aller=
dings treffender, Dio's Erzählung den völlig gleichlauten=
den lächerlichen Beschuldigungen, welche in der ersten Hälfte
des vorigen Jahrhunderts den Inoculatoren der Pocken von

---

1) Schon von Homer (Il. L. I. v. 51.), Hippocrates
  (Epist. Artaxerxis ad Paetum, 13.)

2) Carbo pestilens etc. p. 63.

3) A. a. O. S. 51.

ihren Gegnern, vorzüglich von Nichtärzten, gemacht wurden. Unbegreiflich ist es aber, wie Schnurrer [1]) jene mit vergifteten Nadeln Bewaffnete, welche das Uebel inoculirten, für solche Piqueurs halten kann, wie sie vor einigen Jahren zu Paris und an anderen Orten sich gezeigt haben.

Während der Kriege, welche Rom unter den vielen Kaisern von Caracalla bis zu Aurelian, das ganze dritte Jahrhundert hindurch, mit den Gothen und Persern führte, wurden einzelne Provinzen des Reichs, vorzüglich Syrien und Egypten, durch Hungersnoth und mehrere Pestepidemien entvölkert. Von diesen fehlen uns genauere und umständlichere Nachrichten; die wenigen, welche vorzüglich bei Kirchen-Geschichtschreibern, beim Orosius, Zonaras, Nicephorus, Cedrenus u. a., sich finden, geben wohl eine Schilderung der großen Verheerungen dieser Epidemien, keineswegs aber eine Beschreibung ihrer Symptome. Von der i. J. 252 zu Alexandria ausgebrochenen, welche zwölf bis funfzehn Jahre lang in voller Wuth anhielt, giebt der h. Cyprianus einzelne Symptome an, aus denen jedoch ein deutliches Bild der Krankheit sich nicht auffassen läßt, (nämlich Diarrhöe und Erbrechen, Geschwüre der Fauces, Röthe oder Entzündung der Augen, Verstümmelung der Füße und anderer Theile, die von der fauligen Verderbniß ergriffen wurden, allgemeine Schwäche, Verlust des Gehörs und Gesichts [2])]; zu anderen Zeiten scheinen vorzüglich

---

1) A. a. O. S. 86 und 94.

2) In seiner Trostrede an die Christen (de mortalitate, in Opp. Colon. 1617. p. 175.) kommen die Worte

anſteckende typhöſe Fieber, Ruhren und Ignis sacer epi=
demiſch geweſen zu ſeyn [1]). Unter Diocletian und Gale=
rius aber herrſchte, vom Jahre 302 an, in Syrien eine,
anſteckende Krankheit, zu welcher eine Eruption von An=
thrakes über den ganzen Körper ſich geſellte, wie dieſes
vorzüglich Euſebius [2]), Cedrenus, Biſchof von Caeſarea [3]),
und Nicephorus Kalliſtus [4]) beſchreiben.

Nach den Angaben des Euſebius entſtand eine Hun=
gersnoth, und auf dieſe folgte die Peſt. „Außer dieſer
zeigte ſich noch eine gewiſſe andere Krankheit [5]), eine Ul=

---

vor: — quod nunc corporis vires solutus in
fluxum venter eviscerat, quod in faucium
vulnera conceptus medullitus ignis exaestuat,
quod assiduo vomitu intestina quatiuntur,
quod oculi vi sanguinis inardescunt, quod
quorundam vel pedes vel aliquae membrorum
partes contagio morbidae putredinis ampu-
tantur, quod per jacturas et damna corpo-
rum prorumpente languore, vel debilitatur
incessus, vel auditus obstruitur, vel caecatur
aspectus — Vgl. Schnurrer S. 97.

1) Vgl. Eusebii histor. ecclesiast. ed. Stroth.
Hal. 1779. L. VII. c. 21. 22.

2) A. a. D. L. IX. c. 6. u. 8.

3) Compendium historiar. Paris. 1647. T. I.
p. 267.

4) Histor. eccles. Lut. Paris. 1630. L. VII. c. 28.

5) Die lateiniſche Ueberſetzung der Kirchengeſchichte Eu=
ſebs, vom Ruffinus, giebt die Krankheit für eine neue,
frembartige, aus: ein Zuſatz, von dem das griechiſche
Original nicht eine Sylbe hat.

ceration, die wegen ihres entzündlichen oder feurigen Wesens Anthrax genannt wurde (ἕλκος δὲ ἦν, φερωνύμως τῦ πυρώδους ἕνεχεν ἄνϑραξ προσαγορευόμενον, oder, wie Willan lesen will: τοῦ πυρώδους ἄνϑραχος ἄνϑραξ προσαγορευόμενον). Diese Ulceration verbreitete sich über den ganzen Körper (ὁ καϑ᾽ ὅλων μὲν ἕρπων τῶν σωμάτων), brachte die Kranken in große Gefahr, und hatte, da sie in den meisten Fällen auch die Augen ergriff (κατὰ τῶν ὀφϑαλμῶν διαφερόντως γινόμενον), bei vielen Tausenden von Männern, Weibern und Kindern, Blindheit zur Folge.

Cedrenus beschreibt die Krankheit überhaupt mit den angeführten Worten des Eusebius, und fügt noch den Umstand hinzu, daß weder Reiche noch Arme verschont blieben, wenn gleich bei den letzteren die Sterblichkeit größer war, in Folge des Hungers, den sie durch Gras und wilde Wurzeln nur unvollkommen stillen konnten. Auch der Kaiser Diocletian starb an diesem Uebel; seine Krankheitsgeschichte giebt Cedrenus mit folgenden Worten: „Er wurde von heftigen Schmerzen in allen Theilen seines Körpers ergriffen; große Hitze verzehrte sein Inneres, und sein Fleisch schmolz wie Wachs. Im Verlaufe der Krankheit wurde er völlig blind; die Zunge und das Innere des Halses ging in Fäulniß über, so daß Würmer aus dem Munde krochen, und der noch lebende Körper schon den Geruch einer Leiche ausstieß.“

Nicephorus erzählt: „Es entstand eine Hungersnoth, und nach dieser kam eine Pest (λοιμὸς). Darauf folgte noch ein ungewöhnliches Uebel, welches wegen seiner feurigen Farbe Anthrax genannt wurde (νόσημα δέ τι ἄηϑες

ἠκολούϑει· ἄνϑραξ τῳ πυρωδει τοῦ χρώματος ὠνομά-
ζετο·); es war ein übelriechendes Geſchwür, deren eins
auf das andere folgte, oder eins das andere nach ſich zog
(ἕλκος δυσῶδες ἐπιϱυϱόμενον ¹), in ſeiner Verbreitung über den ganzen Körper (καϑέϱπον τῶν σωμάτων)
bedeutende Gefahr herbeiführte, und, da es auch die Augen (τοῖς κανϑοῖς τῶν ὀφϑαλμῶν — die Augenwinkel,
das Auge ſelbſt) ergriff, die erkrankten Männer und Weiber des Lichts beraubte." — Von Diocletians Tode wird
nur angegeben, es ſey derſelbe im hohen Alter auf eine er-
bärmliche Art geſtorben, ſeine Krankheit aber nicht näher
beſchrieben ²). —

Dieſe Beſchreibungen eines peſtartigen exanthemati-
ſchen Uebels, welches viele Menſchen tödtete, und noch
mehrere der Augen beraubte, paſſen wohl auf keine der
jetzt bekannten Krankheiten ſo gut, als auf die bösartigen
Pocken. Zwar herrſchte es mit der wahren Peſt, oder einer anderen peſtilenten Krankheit, von der wir nur den

---

1) ἐπισυϱόμενον, ein dunkler und von mediziniſchen
Schriftſtellern nie gebrauchter Ausdruck. Der lat. In-
terpret des Nicephorus, Joh. Langius, überſetzt, gewiß ganz verfehlt, membra corporis admodum
contrahens. Willan verſteht: ein Geſchwür, welches
homogene Säfte an ſich zieht — eine Idee der Gale-
niſchen Pathologie. Dürfen wir eine ſolche dem Kirchenhiſtoriker unterſtellen? Obenſtehende Ueberſetzung
iſt treu, und giebt einen guten Sinn, indem ſie das
allmählige Fortſchreiten der Eruption andeutet.

2) L. VII. c. 20.

Namen erfahren, zu gleicher Zeit und an gleichen Orten;
es wird aber von der letzteren, von den Geschichtschreibern
selbst, ausdrücklich unterschieden, als eine andere und,
nach Nicephorus, ungewöhnliche Affection bezeichnet. Die
Ulceration wird Anthrax genannt, aber jedesmal mit dem
Epitheton „über den ganzen Körper sich verbreitend;" scheint
also ein eiterndes Exanthem gewesen zu seyn; daß für ein
solches eine unpassende und oft mißverstandene Benennung
gewählt ist, dürfen wir den Kirchenvätern nicht verargen,
wenn selbst bei griechischen Aerzten das Wort Anthrax ver=
schiedene Affectionen bezeichnet, und arabische Aerzte die
Pocken und den Anthrax zusammenstellen und verwechseln;
z. B. Aaron, dem man doch die Kenntniß des Unterschieds
beider Krankheiten zutrauet. Einzelne, in den obenstehen=
den Beschreibungen vorkommende Umstände, lassen sich al=
lerdings auch auf den wahren Karbunkel deuten, u. a. die
Gefahr des Uebels, die stinkende Eiterung; die Augenaf=
fection könnte man für den Carbunculus oculorum
nehmen, dessen Herodot, Celsus, Paul von Aegina, und
Aetius gedenken [1]; aber wann hat man jemals einen epi=
demischen Carbunculus oculorum beobachtet, der bei vie=
len Tausenden Erblindung zur Folge hatte? Und wie
paßt die Verbreitung über den ganzen Körper und der
Vergleich der Exulceration der Haut mit dem Zerfließen
des Wachses [2] in der charakteristischen Krankheitsgeschichte

---

[1] Vgl. Werlhof a. a. O. C. IV. §. 15.

[2] Bei Rases findet sich eine ähnliche Vergleichung mit
Unschlitt (de var. et morb. c. 14.). S. auch Vo=
gel a. a. O. Th. III. S. 49.

Diocletians, zu dem ächten Anthrax, der einzelnen entzündeten Beule, aus welcher abgestorbene Zellgewebspfröpfe und Brandborken, aber wenig Flüssigkeit, ausgestoßen werden? Auch ist die Bemerkung der Kirchenväter beachtungswerth, daß sowohl in dieser Pestepidemie, als in der späterhin unter Justinian herrschenden, viele Christen, nachdem sie die Krankheit überstanden hatten, von Neuem der Krankenpflege sich widmen konnten, ohne einer zweiten Ansteckung unterworfen zu seyn [1]). Andere wurden freilich zum zweiten- und drittenmale ergriffen, und starben; ob aber in beiden Anfällen die Eruption der Anthrakes erfolgte, oder ob diese nur einmal erschien, (ein leicht möglicher Fall, da der Loimos mehrere verschiedene Krankheiten in sich begriff) — darüber mangelt uns leider auch die kleinste Angabe, welche ein großes Licht über das Wesen dieses Ausschlags verbreiten würde.

Procop, Evagrius, Masudi, u. a.

Im funfzehnten Jahre der Regierung Justinians, 542 n. Chr., brach zu Pelusium in Egypten eine große Pest aus [2]), welche ganz Egypten, Syrien und Palästina überzog, und schon im folgenden Jahre in Konstantinopel an-

---

1) Cyprian de mortalitate, Nicephor. L. VI. c. 20. L. XVII. c, 18., Theodoriti et Evagrii histor. eccles. ed. Valesius. Mogunt. 1679. L. IV. c. 29.

2) Nach Evagrius kam sie aus Aethiopien.

langte, wo sie vier Monate lang die fürchterlichsten Ver-
wüstungen anrichtete, indem ihr, wenn wir den Historikern glauben dürfen, an einzelnen Tagen mehr als zehntausend Menschen zu Opfern fielen. Sie verbreitete sich,
ungestört vom Wechsel der Jahrszeiten, über das ganze
oströmische Reich, verschonte weder Alter noch Geschlecht,
besuchte mehrere Gegenden zwei= bis dreimal, kehrte auch
nach Konstantinopel im J. 558 zurück, und hielt überhaupt
mit einzelnen Remissionen bis zum Jahre 594 an. Nachrichten von ihr finden sich allein bei Geschichtschreibern, bei
Procop [1]), Agathias [2]), Evagrius und Nicephorus. Procop sah ihren ersten Ausbruch zu Konstantinopel, und beschreibt sie ganz als die orientalische Pest. Die Kranken
wurden plötzlich von einem Fieber ergriffen, zu dem sich
schon am folgenden Tage Pestbeulen ($\beta o \nu \beta \tilde{\omega} \nu \varepsilon \varsigma$) in den
Weichen, Achselhöhlen, am Schenkel, oder hinter den
Ohren gesellten. Die Aerzte, welche durch die Berührung nicht angesteckt wurden, schnitten diese bei einigen Leichen ein, und fanden in der Tiefe derselben einen bösartigen Karbunkel. Einige Kranke litten auch an
Sopor, oder an Schlaflosigkeit und Angst, an Delirien,
Blutbrechen; viele wollten sich durchaus in das Wasser
stürzen. Zuweilen zeigte sich ein Bad nützlich; besonders
gefährlich wurde die Krankheit den schwangern Frauen; sie

---

1) De bello Persico, ed. Claud. Maltret. Paris.
1662. L. II. c. 22.

2) De imperio et rebus gest. Justiniani L. V.
Paris. 1660. p. 153.

abortirten. „Bei einigen Kranken brachen über den ganzen Körper schwarze Pusteln von der Größe einer Linse
aus ((φλυκταίναι μελαίναι ὅσον φακὸς μέγεθος ἐξην-
θεῖ τὸ σῶμα); diese überlebten den Tag nicht, sondern starben unverzüglich.“ — Agathias, welcher die zweite Herrschaft
der Pest zu Konstantinopel erlebte, bemerkt ausdrücklich:
„die Krankheit erschien anfänglich in ihrer alten Form,“
die er dann ganz wie Procop beschreibt, ohne der neuen
Formen weiter zu gedenken. Nicephorus hat den Evagrius ausgeschrieben; und letztgenannter spricht vorzüglich
aus eigener Anschauung, da er den Anfang und das Ende
der Epidemie erlebte, als Knabe die Krankheit überstand,
und späterhin Frau, Kinder und Sclaven an ihr verlor,
ohne selbst von Neuem angesteckt zu werden. Ueberhaupt
ergriff sie bei ihrer Wiederkehr nur die Familien, welche
sie früher noch nicht überstanden hatten. Er sagt ausdrücklich, dieser πάθος λοιμῶδες sey aus mehreren verschiedenen Krankheiten zusammengesetzt (ἐκ διαφόρων νο-
σημάτων συνέκειτο), und in einigen Stücken der athe-
niensischen ähnlich, in anderen aber von ihr verschieden
gewesen. Sie fing bei einigen Kranken am Kopfe an,
erregte Entzündung der Augen und Geschwulst des Gesichts (ὀφθαλμοὺς αἱματώδεις καὶ οἰδαῖνον πρόσωπον),
stieg in den Hals hinab, und raffte die Kranken hin;
bei anderen erschien ein heftiger Bauchfluß. Bei einigen
(τισὶ) erhoben sich Bubonen, und in Folge derselben
(ἔνθεν) heftige gefährliche Fieber; und diese Kranken starben am zweiten oder dritten Tage, gleich denen, welche
ohne geistige oder körperliche Affection dem Uebel unterlagen.
Andere aber gaben im Sopor oder unter Delirien (πα-

ράφοροι) den Geiſt auf; und auch ein Ausbruch von
Anthrakes (ἄνθρακες δὲ ἐξαλλόμενοι) raffte viele Men=
ſchen hin." Hierauf giebt Evagrius die verſchiedenen
Verbreitungsweiſen der Krankheit an, woraus ſeine Be=
kanntſchaft mit der Exiſtenz eines Contagiums hervorgeht,
und ſchließt mit der Bemerkung, die von ihm erlebte
Epidemie übertreffe an Dauer alle früheren, da man über
die von Philoſtrat erwähnte ſich ſchon ſehr gewundert, weil
ſie funfzehn Jahre hindurch angehalten habe.

Sowohl dieſe lange Dauer der tödtlichen epidemiſchen
Krankheit, als die von Nicephorus und Evagrius angege=
bene Eigenheit, daß ſie zu allen Jahrszeiten in gleicher
Stärke herrſchte, läßt vermuthen, daß ſie nicht ausſchließ=
lich die wahre orientaliſche Peſt geweſen, ſondern daß,
während der zwei und funfzig Jahre, außer dieſer auch
andere gefährliche Uebel zu der übergroßen Sterblichkeit
beigetragen haben; eine ſo lange Ausdauer der erſteren,
auch unter den günſtigſten Verhältniſſen, bei ſo mörderi=
ſchem Charakter, überſteigt jeden Begriff und alle Erfah=
rungen, die über dieſe Krankheit ſo reichlich geſammelt
ſind. Des Evagrius Angabe der einzelnen Krankheitsfor=
men und Erſcheinungen, deren Unvollſtändigkeit man dem
Kirchenhiſtoriker nicht hoch anrechnen darf, deutet auf die
wahre Bubonenpeſt, auf Scharlachfieber und auf Ruhr;
die ausbrechenden Anthrakes aber, durchaus getrennt von
den Bubonen der dritten Form des Loimos, kommen viel=
leicht mit den über den ganzen Körper verbreiteten Anthra=
kes bei Euſebius u. a. überein, und wären, gleich dieſen,
für Pocken zu halten. Ein Umſtand, welcher beſondere
Aufmerkſamkeit verdient, iſt die Gleichzeitigkeit des Loimos

mit der Pockenepidemie in Arabien. Bekanntlich wurden bei der Belagerung von Mekka im Elephantenkriege, i. J. 569 oder 572 [1]) die Habessinier von derselben überrascht. El Hamisy beschreibt ihre Invasion folgendermaßen: Ein Zug übernatürlicher Vögel, Ababil (ابابيل) genannt [2]), mit schwarzem oder grünem Gefieder, und weißen oder gelben Schnäbeln, kam von der See her. Ein jeder trug im Schnabel und in den Klauen kleine Steine von der Größe einer Erbse, welche er auf die Habessinier fallen ließ; diese durchbohrten die Rüstungen, tödteten das ganze Heer, und nöthigten dessen Anführer Abrehah, ganz allein die Flucht zu ergreifen. Endlich wurde auch dieser von einem solchen Steine getödtet — oder starb, nach anderen arabischen Schriftstellern, an einer fürchterlichen pestartigen Krankheit, in welcher seine Glieder verfaulten. Hamisy selbst erklärt diese bildliche Darstellung durch die Worte: „Dieses war die Zeit, als die Pocken und Masern in Arabien ausbrachen;" und Masudi erzählt im Murudsch = dsehib, wo Reiske die vielbesprochene Stelle aufgefunden hat: „In diesem Jahre (572 nach Reiske, 569 nach Gibbon) erschienen zuerst in Arabien die Pocken und Masern (Al = hasbé

---

1) Reiske setzt das Ende des Elephantenkrieges und die Geburt Muhammeds in das Jahr 572, Gibbon in d. J. 569; Abulfeda zwar in d. J. 558, dann wäre Muhammed aber zur Zeit der Hedschra bereits über sechzig Jahre alt gewesen.

2) D. i. der persische Name für die Blatternkrankheit (Sprengel, Geschichte 1793. Th. II. S. 290).

الحصبة), das Nawasel, (wahrscheinlich eine exanthe=
matische Krankheit, und zwar Scharlach oder Rötheln [1]),
النواصل), und die Kynanthropia (Al=kalab الكلاب),
von welchen Krankheiten einige schon früher bei den Israe=
liten existirten, nach Arabien aber nicht früher als damals
kamen [2]).″ Die Pocken und Masern wurden also nicht

---

1) —ـ ex vi verbi Naṣali concludo exanthema=
    tum genus esse, forte aphthas, forte etiam,
    et id potius, febrem scarlatinam purpuram
    aut rubeolos. Reiske.

1) Bruce's Reise zur Entdeckung der Quellen des Nils,
    überf. von Volkmann, Leipz. 1790. Bd. I. S. 558.
    Reiske diss. miscell. observ. ex Arabum monu=
    mentis exhibens, Lugd. B. 1746. p. 9. Moore
    a. a. O. Chap. 3. — Auf die Stelle des Masudi würde
    nicht immer ein viel zu hoher Werth gelegt worden
    seyn, wenn man Reiske's eigene Aeußerung beherzigt
    hätte. Dieser sagt nämlich, Masudi sey nichts weni=
    ger als der Livius der Araber, sondern vielmehr ein
    arabischer Berosus zu nennen, und den größten und
    abgeschmacktesten Verfälschern der Geschichte beizuzählen.
    Diesem Ausspruche steht v. Hammers Beurtheilung,
    welcher die goldenen Wiesen für ein sehr wichtiges
    Werk erklärt, nicht entgegen, wenn er die Sagen und
    Mährchen Masudis als eine der ältesten Quellen der
    arabischen Geschichte, nicht als gereinigte Geschichte
    selbst, ansieht (S. Der Tausend und eine Nacht noch
    nicht übersetzte Mährchen u. s. w. in das Französische
    übersetzt v. J. v. Hammer; deutsch von Zinserling,
    Stutt. u. Tüb. 1823. Vorrede). El Hamisg sagt
    nicht ausdrücklich, daß damals die Pocken und Masern

als eine überhaupt neu entstandene, sondern nur als eine den Arabern bis dahin unbekannte Krankheit angesehen; sie kam von dem Meere (dem rothen) her, also aus Egypten, wo die große damals schon allgemein verbreitete Justiniani= sche Pest entstanden war, welche gleichfalls, überall wo sie erschien, von der Seeküste her ihren Anfang nahm (Evagr. u. Niceph.). Wenn nun in Egypten, Kleinasien, und Sy= rien eine Epidemie herrschte, deren eine Form eruptiver Art ist, und einen Namen trägt, welcher zu anderer Zeit auch den Pocken wahrscheinlich gegeben wurde; wenn zwi= schen diesen Gegenden und einem vor Mekka stehenden Heere, in welchem eine furchtbare pestilente Krankheit aus= bricht, ein häufiger Verkehr statt findet [1] — darf man dann nicht vermuthen, daß die Epidemie im oströmischen Reiche und die bei dem habessinischen Heere gleicher Be= schaffenheit gewesen sind, wenn sie gleich hier Al=hasbé (الحصبة), und dort Loimos mit Anthrakes genannt wird [2]? Wie außerdem zu derselben Zeit in Frankreich

---

zum erstenmale in Arabien erschienen, und ist über= haupt sehr unzuverläßig (Sprengel, Beiträge S. 7 u. 22); die übrigen glaubwürdigen arabischen Geschichts= schreiber und der Koran erwähnen nur der wunderbaren Vögel, nicht der Exantheme.

1) Procop. a. a. O. L. I. c. 19. Vergl. J. Müller Geschichten schweiz. Eidgenoss., erstes Buch, neuntes Kap. (Sämmtl. Werke, Tübing. 1815. Th. XIX. S. 113. Th. XXV. S. 44.)

2) Auch Sprengel (Beitr. S. 26) sieht diesen Loimos als Vehikel der Pocken an.

eine Krankheit epidemisch war, welche ganz mit der Variola übereinkommt, wird späterhin gezeigt werden.

*

*   *

Dieses sind die Stellen aus den Werken griechischer und römischer Aerzte und Historiker vor dem siebenten Jahrhundert, welche die Existenz der Pocken = und Masern= krankheit, bereits in jenen Zeiten, mit höchster Wahrschein= lichkeit vermuthen lassen. Die von jenen Schriftstellern hinterlassenen Beschreibungen besitzen freilich nicht alle ei= nen gleichen Grad von Klarheit und Vollständigkeit; je= doch erwächst aus der Betrachtung derselben im Zusam= menhänge eine ziemlich bedeutende Masse von Evidenz, wenn gleich, bei der kritischen Würdigung dieser oder je= ner vereinzelten, große Zweifel sich erheben dürften. Au= ßer den mitgetheilten Stellen finden sich noch manche an= dere, welche hin und wieder als Beschreibungen der Pok= ken angesehen, in diese Untersuchung aber von mir nicht aufgenommen wurden, weil sie entweder von den Vorgängern offenbar falsch gedeutet, oder zu unklar und mangelhaft sind, um als Beweise benutzt zu werden. Zu ersteren gehören die Beschreibungen des Anthrax, vom Paul von Aegi= na [1]), Aetius [2]), Dioscorides [3]), Aretaeus [4]), Alexander

---

1) De re medica, L. IV. c. 25.
2) Tetrabibl. L. II. serm. III. c. 3o.
3) De cura acut. L. I. an mehreren Stellen.
4) De caus. et signis acut. m. L. I. c. 9.

Trallianuß ¹) und Galen ²), und des Carbunculus Narbonensis bei Plinius ³), welche u. a. Hahn mühsam commentirt und zum Theil verdreht hat, dafür auch bereits von Werlhof zurecht gewiesen ist; zu den letzteren aber die πρόσωπα ἐῤῥακωμένα bei Dioscorides u. a. ⁴), die Ἕλκη βυβαστικὰ des Aetius ⁵), und die Beschreibungen papulöser und pustulöser Eruptionen bei Celsus ⁶), Plinius ⁷), Alexander Trall. ⁸), Oribasius ⁹), Aetius ¹⁰),

---

1) De arte medica L. II. c. 7., wo unter den Augenkrankheiten der Karbunkel angeführt wird. Uebrigens beschreibt Alexander nirgends weder den Karbunkel, noch die Pocken, noch pestilente Fieber überhaupt.

2) De compos. medicam. p. gen. L. V. c. 15. Com. in L. VI. Aphor. Hippocr. Aph. 45.

3) Histor. nat. L. XXVI. c. 4.

4) S. Hahn var. antiq. §. 93.

5) Tetrab. L. I. Serm. IV. c. 21.

6) De medic. L. V. c. 28. 15.

7) Histor. natur. L. XX. c. 6., XXII. 26. 70., XXIII. 12. 34., XXIV. 35., XXVI. 73. 74. u. a. m.

8) De arte medic. L. 1. c. 5.

9) Synops. ad Eustath. L. VI. c. 6. L. VII. c. 7. — Ad Eunap. L. II. c. 1. L. III. c. 21. c. 23.

10) Tetrabibl. L. IV. Serm. I. c. 128. Serm. II. c. 61.

Paul von Aegina [1]), Actuar [2]), Marcellus [3]) und
Nicolaus Myrepf. [4]), welche zwar großentheils eine Deu=
tung als Varicelle oder leichte Variola sehr wohl erlauben,
wegen ihrer Unvollständigkeit aber nicht unwidersprechlich
als solche erwiesen werden können. — Bevor ich jetzt zu
der Verfolgung der Spuren der Pockenkrankheit übergehe,
welche sich in den Büchern der Chronisten aus dem An=
fange des Mittelalters finden, sey noch einigen allgemeine=
ren Betrachtungen Raum gegeben, zur Begegnung der
Einwürfe, welche gegen die bereits aufgeführten Beweis=
stellen sich erheben möchten. Ein solcher Einwurf könnte
von der Unvollständigkeit der Beschreibungen der Krank=
heit hergenommen werden; so wenig diese abgeleugnet wer=
den kann, wird man doch zugestehen müssen, daß sie nicht
auffallender ist, als bei den älteren jüdischen und arabi=
schen Aerzten vor Rases [5]). Maserjawaih, Joseph Ebn
Saher, Vigilator genannt, der ältere Masawaih oder Me=
sue, Johannes F. Serapionis, Tabri und Misusah, bie=
ten fast nichts weiter dar, als den Eigennamen der Krank=

---

1) De re med. L. II. c. 6. L. III. c. 3. u. 9.
   L. IV. c. 8 — 10.

2) Meth. med. L. I. c. 23. L. II. c. 9. L. III.
   c. 1. L. VI. c. 8.

3) De medicam. c. 7. c. 19. c. 36.

4) De compos. med. Sect. XLV. c. 12.

5) „Etiamsi de cura variolarum res quasdam
   memoraverint sine accuratione et distinctione"
   u. f. w. Rhas. de var. et morb. c. 1.

heit

heit und einige dem Ausbruche vorhergehende
Symptome, auf welche sodann die Behandlung durch eine
Unzahl von Mitteln folgt; aber keineswegs eine vollstän=
dige, den ganzen Verlauf der Krankheit umfassende Sym=
ptomatologie und Diagnostik des Fiebers, und besonders des
Exanthems [1]). Jener Vorwurf würde auch nur die rö=
mischen und griechischen Aerzte treffen; denn den Histori=
kern müssen wir noch großen Dank wissen, wenn sie nur
einige wenige Auskunft über die Symptome der epidemi=
schen Krankheiten ihrer Zeit uns geben — nicht jeder Kir=
chenvater ist ein Thucydides. Jedoch werden wir auch die
Aerzte entschuldigen, wenn wir bedenken, daß die großen
Pockenepidemien sich höchst bösartig und tödtlich erwiesen,
und gewöhnlich in Gesellschaft der Pest, dieser vorausge=
hend, oder ihr folgend, vorkamen, ganz wie noch jetzt in
Egypten und Syrien Pest und Pocken einander ablösen [2]).
Pestartige Krankheiten erregten in jenen Zeiten, da man
sie als Strafgerichte höherer Mächte ansah, und ihren Ver=
heerungen durch polizeiliche Anstalten noch gar nicht, oder
nur sehr unvollkommen zu begegnen wußte [3]), viel zu
große und allgemeine Bestürzung und Unordnung, als

---

1) S. Rasis Continens L. XVIII. c. 8.

2) Larrey recueil de memoires de chirurgie.
   Paris. 1821.

3) Vgl. Galen. de theriaca ad Pisonem c. 16.
   Aetii Tetrabibl. L. II. Serm. I. c. 94. Meh=
   reres bei Marx Origines contagii. Gött. 1824.
   p. 128. ff.

daß man selbst von den besseren Aerzten eine treue Beob=
achtung und genaue Unterscheidung der verschiedenen For=
men des pestilenten Uebels erwarten konnte. Erst der mu=
hamedanische Fatalitätsglaube, und die christliche Selbstver=
leugnung hielt die Aerzte am Bette ansteckender Kranken
fest, und führte zur genaueren Erkenntniß des Uebels.
Galen gesteht selbst, aus Rom und Aquileja vor der Pest
geflohen zu seyn [1]), und Celsus [2]) giebt von der Pest
und pestilenten Fiebern nur wenige unbestimmte Sympto=
me und Behandlungsweisen an, die fast auf jedes einfache
Fieber passen; dafür aber eine Menge prophylactischer
Maßregeln und vorzüglich den Rath, ihr durch eine Reise
aus dem Wege zu gehen. Wie war es auch wohl mög=
lich, daß z. B. in Konstantinopel, wo an jedem Tage
mehr als zehntausend Menschen starben, die Aerzte ihre
Kranken täglich besuchen, und die Aufeinanderfolge der
einzelnen Symptome, besonders die Regelmäßigkeit der all=
mähligen Verbreitung des Ausschlags vom Kopfe bis zu
den Füßen, gehörig beobachten konnten? Allerdings pas=
sen diese Bemerkungen nur auf die bösartigen tödtlichen
Epidemien, und billig muß man fragen, ob denn die
Pocken niemals sporadisch oder in gelinden gutartigen Epi=
demien, mit anderen contagiösen Krankheiten nicht unter=

---

1) De libr. propr. c. 1. Diese Stelle wird Diemer=
broeck nicht bekannt gewesen seyn, als er die Mensch=
lichkeit und Kühnheit Galens rühmte, mit denen die=
ser den Gefahren der Pestilenz Trotz geboten habe (de
peste L. I. c. 10.).

2) A. a. O. L. I. c. 10. L. III. c. 7.

mischt vorkamen, so daß ihrer sorgfältigen Beobachtung keine Hindernisse entgegenstanden. Und dieses war damals gewiß der seltnere Fall [1]), der erst in späteren Zeiten gewöhnlicher geworden ist; denn die großen Epidemien waren so allgemein verbreitet, daß in ihnen die ganze Bevölkerung zugleich durchgeseucht wurde, und erst längere Zeit verfließen mußte, bevor die etwa von Neuem entwickelte Krankheit, und ihr Contagium, hinlänglichen Boden vorfand, auf dem sie wurzeln und um sich greifen konnten. Daher kommt es auch, daß in manchen der großen Seuchen Erwachsene und Kinder in gleichem Verhältnisse befallen wurden [2]). Wenn nun in unsern Zeiten die Pockenepidemien häufiger einzelne Städte und Länder überzogen, und weniger bösartig sich erwiesen; wenn sie z. B., nach Werlhofs Zeugnisse, jedes fünfte Jahr nach Hannover wiederkehrten: so darf man doch ein ähnliches Verhältniß für eine uns so entfernte Zeit, und für das Klima des südlichen Europa's, Kleinasiens und Egyptens, nicht so geradezu annehmen. Wahrscheinlich sind aber gelinde Pocken, welche dem Unkundigen, hinsichtlich der Wuth des Fiebers und der Häufigkeit und des Ansehens des Eranthems, von den bösartigen himmelweit verschieden erscheinen, unter den epidemischen Fiebern mit kritischen Erup-

---

1) Vgl. Schnurrer a. a. O. S. 193.

2) Daß im Gegentheil die Araber häufiger Gelegenheit fanden die Krankheit in ihrer gutartigen Form zu beobachten, zeigt sich schon darin, daß sie die Mäsern gefährlicher als die Pocken fanden. So z. B. Rases (Division. c. 159.).

8 *

tionen mit begriffen, deren die Griechen so viele beschreiben, und bei welchen die Ausschläge unter mehreren Namen vorkommen (ἐξανθήματα, ἐκθύματα, φλύκταιναι
ἑλκώδεις, φλυζάκια, ἐκζέματα, ἐκφύσεις, ἔκθυσις
ἑλκέων, u. a. m.), die sicherlich nicht alle, wie Werlhof
behauptet, chronische und chirurgisch zu behandelnde Ausschläge bezeichnen. Jener Meinung sind alle Vertheidiger
des hohen Alters der Pocken; vorzüglich Diemerbroeck spricht
sie, als über allen Zweifel erhaben, mit dürren Worten
aus, und Fernel gebraucht die Ausdrücke Variolae und
Morbilli gar nicht, sondern statt derselben Exanthemata
und Ecthymata [1]). Einem Arzte unserer Zeit würde man
es freilich nicht verzeihen, wenn er gelinde Pocken und
Masern mit Nesselfieber, Catarrhalfieber, welches unter einem Ausbruche von Phlyktänen zuweilen sich entscheidet,
mit Blatterrose, Friesel, u. a. m. zusammenwerfen wollte,
und wird ein solcher Mißgriff auch den griechischen und römischen Aerzten von vielen ihrer Bewunderer nicht zuge-
trauet; dessenungeachtet hege ich nicht eine so uneinge-
schränkte Verehrung für diese, daß ich, um den Ruhm
ihrer diagnostischen Kenntnisse nicht zu schmälern, für den
Eindruck so bedeutungsvoller, die Existenz der Pocken in
jener Zeit bezeugender Umstände unempfänglich bleiben
könnte. Wahrlich, es wird ein aufmerksamer Leser der
Alten keineswegs alle ihre Beschreibungen und Krankenge-

---

1) De var. et morb. c. 1. Fernel. de morb.
   univ. et partic. L. IV. c. 20. und de abdit. rer.
   caus. L. II. c. 12. Vgl. Schenk von Grafenberg
   obs. med. L. VI. obs. 103.

schichten so durchaus klar und treffend finden, daß sie ge=
radezu und ohne Interpretation unseren Kenntnissen und
Begriffen von denselben Krankheiten angepaßt werden
könnten [1]). Ueberhaupt dürfen wir nicht, wie es so oft
geschehen, unsere Kenntnisse von den Pocken den Alten
unterlegen, und eine mit diesen harmonirende Beschreibung
bei ihnen suchen; vielmehr müssen wir zufrieden mit dem, was
sie uns hinterlassen, in ihre Ansichten einzubringen uns be=
mühen, um zum richtigen Verständniß ihrer Schilderungen
zu gelangen. Hippocrates, dessen gänzliches Stillschweigen,
oder Unvollständigkeit in der Beschreibung der Variola, so
oft als Waffe gebraucht wird, wurde schon im Alterthume
kurz und nichts weniger, als seinen Gegenstand erschöpfend
($\beta\rho\alpha\chi\acute{\nu}\lambda o\gamma o\varsigma$), gefunden; Galen [2]) sagt, jener habe nicht
für Laien, sondern für Aerzte geschrieben, bei denen er
viele Kenntnisse voraussetzte; er führe nicht alles an, was
in Krankheiten beobachtet werde, und überlasse bei der Er=
wähnung mancher Gegenstände ihm und anderen seiner
Nachfolger, das zu denselben Gehörende oder Verwandte

---

1) Concinnum vero et omnibus numeris absolu-
tum cognitionis ambitum nemo aequus postu-
let a tirociniis scientiarum priscorum tem-
porum, quorum praeterea lacera solum membra possidemus, sagt Marx bei ähnlicher Gelegen=
heit (Orig. contag. Praef. p. 17.).

2) De diffic. respir. L. II. c. 7. De elementis
L. II. c. 3. Nicol. Leoniceno int. „Sermo
Hippocratis brevis est et compendiosus" u.
s. w. Vgl. Hipp. de victu acut. 1.

nachzufügen. — Eben so wenig wird der gänzliche Mangel selbst unvollständiger Nachrichten bei manchen Aerzten
des Alterthums als Einwurf anzuerkennen seyn. Hippocrates selbst gedenkt mehrerer ausgezeichneter Krankheiten
nicht, deren jüngeren Ursprung deshalb niemand behaupten
mag; und Celsus läßt uns in seinem wohlgeordneten und
umfassenden Buche u. a. eine genaue und deutliche Beschreibung pestilenter Fieber vermissen, welche Rom doch so
häufig überfielen, und vom Asclepiades, aus dessen Schriften Celsus reichlich schöpfte, beobachtet worden sind. Gehen diese mit solchem Beispiele voran — wie kann man
dann ein Besseres von den späteren Aerzten erwarten, vom
Aretaeus, Caelius Aurelianus, Aetius, Alexander Trall.
und Paul von Aegina, welche in einem Zeitalter der Litteratur lebten, dessen Schriftsteller durch ihre Bemühungen,
die geerbten Werke ihrer Vorgänger abzuschreiben, auszu-
spinnen und weitläuftig zu commentiren, und durch ihre
Scheu vor eigener Forschung und Beobachtung sich aus-
zeichnen [1]). Auch vom Actuarius, dem letzten bedeutendern griechischen Arzte, der sechs Jahrhunderte nach dem
vermeintlichen Ursprunge der Pocken lebte, und mit der arabischen Litteratur gut bekannt war, geschieht der Variola
keine Erwähnung, wenn man nicht die Stelle, wo er
„epidemische Anthrakes“ nennt, aber nicht schildert, für eine
solche halten will; aber eben so wenig gedenkt er der Pest
und mancher anderer Krankheiten.

Auch die Benennung der Krankheit in den Schriften

---

1) Vgl. Sprengels Beiträge S. 26.

der Alten darf nicht zu Bedenklichkeiten Anlaß geben. Die
Pocken führen, nach unserer Ansicht, keinen eigenen, ihnen
allein reservirten, Namen bei den Griechen und Römern,
wie bei den Arabern und den lateinischen Schriftstellern
des Mittelalters, weil sie, mit anderen pestilenziellen und
eruptiven Krankheiten zusammengeworfen, mit diesen die
unbestimmte Benennung theilen. Dafür aber finden wir
viele ihrer characteristischen Symptome angemerkt; und die=
ses wird uns genügen, wenn wir in den Schriften des
Hippocrates sehen, wie selbst dieser auf Namen keinen
Werth legt [1]), wie bei ihm mehrere verschiedene Krank=
heiten nur einen einzigen Namen führen, und andere mit
einer Umschreibung ihres Wesens oder einer Aufzählung ih=
rer Symptome abgefunden werden [2]). Dieser seiner häu=
fig nachgeahmten Weise eingedenk, müssen wir die oben
mitgetheilten Stellen betrachten, welche Beschreibungen des
Pockenübels unter drei verschiedenen Benennungen enthal=
ten; und nicht überflüssig wird es scheinen, mit Hahn, Ga=
lens Worte [3]) abermals denen zuzurufen, bei welchen ein
Name leicht Befangenheit erzeugt, wenn ein Werlhof seine

---

1) De victu acut. II. 4 — 6. (Lind. T. II. p. 268.)

2) Vgl. le Clerc a. a. O. part. I. liv. III. chap.
7 — 12. Triller. Epist. II. p. 16.

3) Tum primum homines res ipsas neglexerunt,
cum nimio studio nomina quaerere inciperent.
Itaque quatuor inventis nominibus quatuor
affectus significari dicebant. — Ubi res con-
fessa est, obscoenum est de nominibus litiga-
re — (Comment. in Hipp. Prognos. III. 18.).

eigene Erinnerung — quam incertum sit ex nominum similitudine judicium — aus dem Auge verlieren, und Gruner den Schluß machen konnte: „er hatte kein schickliches Wort, dieselben (die Pocken) zu bezeichnen, als das allgemeine, die Pest, folglich (!) mußte die Krankheit selbst unbekannt seyn [1]).“

Die Ausdrücke λοιμὸς, νόσος λοιμικὴ, πάϑος λοιμώδες, pestis, pestilentia, wurden, wie schon die ursprüngliche Bedeutung (λοιμὸς, Verderben) anzeigt, von jeder epidemischen [2]) und in hohem Grade tödtlichen Krankheit gebraucht, besonders wenn sie mit Hungersnoth verbunden war: λοιμὸς und λιμὸς finden sich bei den Geschichtschreibern häufig neben einander. Auf keinen Fall waren sie für die wahre Pest allein aufbehalten; daß außer dieser auch Ruhren, Faulfieber, Typhus, unter diesen Bezeichnungen grassirten, geben die eifrigsten Gegner unserer Meinung zu. Wird nun unter dem Collectivnamen Loimos auch eine unter Fieberbewegungen über den ganzen Körper sich verbreitende Eruption von Pusteln und Papuln beschrieben, welche theils stark eitern, mit Röthe oder Entzündung der Augen, stinkendem Athem und Heiserkeit verbunden auftreten, und endlich braune oder schwarze Borken bilden; anderntheils aber roth, trocken oder rauh

---

1) Almanach für Aerzte und Nichtärzte. Jahrg. 1783. S. 316.

2) Vgl. Hipp. de flatibus VII. (Lind. T. I. p. 403.) Epid. L. III. Sect. 3. u. Galens Comment. zu letzterer Stelle.

ſinb, unb mit einer ſchuppen= ober kleienartigen Desqua=
mation enbigen; unb werden dieſe Zufälle als beſondere
Formen des Loimos noch ausbrücklich bezeichnet — ſo dür=
fen wir, troß des Mangels eines Eigennamens, ein ziem=
lich wohlgetroffenes Bild der Pocken unb Maſern nicht ver=
kennen. Einige andere Umſtände berechtigen noch mehr zu
dieſem Schluſſe. Viele Araber unb faſt alle ihre nächſten
Nachfolger handeln dieſe Exantheme unter den peſtilentiel=
len Fiebern ab, unb die Benennung Pestis infantum für
die erſteren iſt bei einem großen Theile der Arabiſten ge=
bräuchlich. Λοιμικὴ aber war im Mittelalter der gewöhn=
liche Ausbruck für die Variola bei den Griechen, wie er
es, nach Willans Verſicherung, noch jeßt iſt; unb der
griechiſche Ueberſeßer der Abhanblung des Raſes von den
Pocken unb Maſern überträgt ſchlechthin: Ραζῆ λόγος
περὶ λοιμικῆς ¹); unb zwar nennt er Al = dſchebrie
(الجـبـري), die Pocken vorzugsweiſe — λοιμικὴ, unb
Al = hasbé (الحـصـبـة), die Maſern — ἐυλογία ²), mit

_____

1) Mead de var. et morb. Praef. p. 12.

2) Werlhof glaubt zwar nach du Fresne, daß dieſer
Name die Variola bezeichne, aber mit Unrecht; denn
die Eulogia ſoll die gefährlichere Form der Krankheit
ſeyn, unb vorzüglich kräftige, biliöſe (χολώδη) unb
trockne Conſtitutionen befallen. Alle Araber halten die
Maſern für gefährlicher, unb für eine biliöſe Art von
Pocken; wie man auch noch bei den Arabiſten häufig
den Saß findet: morbilli sunt variolae cho-
lericae. Völlig klar wird jener Irrthum bei der

welchen er auch das Scharlachfieber zusammenzufaßt, wie
aus der Aeußerung hervorzugehen scheint: „Größere Hitze
des ganzen Körpers, Entzündung und Glanz der Haut,
und vorzüglich die lebhafte Röthe im Schlunde, sind gewöhnliche Zeichen der Eulogia.‟ Diese Namen, setzt er
hinzu, habe er von den Alten (παλαιοὶ, Araber oder
Syrogriechen) angenommen, da in dem griechischen Dia-
lekte seiner Zeit (des vierzehnten Jahrhunderts) keine Benennung für diese Form der Krankheit sich finde, die auch
von der ersteren nicht wesentlich unterschieden sey — woraus denn klar hervorgeht, daß der Ausdruck Loimike für
die Pocken zu seiner Zeit allgemein gebräuchlich war, und
keiner Apologie bedurfte [1]). Schon mehrere Jahrhun-

Vergleichung mit den Uebersetzungen nach arabischen
Codices von Mead und Channing, Cap. 2.

1) Sprengel behauptete (Geschichte, 1793. Th. II. S.
292): es heiße ausdrücklich in dieser Uebersetzung, die
Griechen hätten beide Krankheiten, sowohl die Pocken
als die Masern, nicht gekannt. Der Uebersetzer glaubt
aber gerade das Gegentheil, und sagt, für die letzteren
allein fehle nur ein griechischer Name; und im
Eingange zu seiner Version, anstatt der weggelassenen
Vorrede des Originals: „Es scheint sonderbar, daß
er (Galen), welcher zuerst die Heilkunst organisirte,
und das Unbestimmte feststellte, einer Krankheit, der
jeder Mensch durch seine Geburt unterworfen ist, nur
oberflächlich erwähnt hat — — obgleich seit
Galens Zeit mancher in griechischer Litteratur und
Philosophie ausgezeichnete Arzt lebte, so hat doch keiner gewagt, einen Bau zu beginnen, zu dem der

derte früher hatte ein griechischer Arzt desselben Ausdrucks
sich bedient. Synesius, welcher im zwölften Jahrhunderte
lebte, wird von vielen für den ersten Griechen angesehen, der die Variola beschrieben [1]); allerdings ist er der
erste griechische Pockenschriftsteller, der die genannte Krankheit von andern getrennt und besonders abgehandelt hat;
ein Vorzug, der allein seiner arabistischen Bildung und
seinem Gebrauche, arabische Handbücher auszuschreiben
und zu übersetzen, anzurechnen ist. Dieser nennt die Pok-
ken „pustulöse Loimike," ($\varphi\lambda\nu\varkappa\tau\alpha\iota\nu\sigma\dot{\nu}\sigma\eta$ $\lambda\sigma\iota\mu\iota\varkappa\dot{\eta}$), die
Masern aber, „die andere kleine und dichte oder häufige
(papulöse, wenn $\pi\nu\varkappa\nu\dot{\sigma}\varsigma$ nicht auf die Frequenz, sondern
auf die Textur des Exanthems bezogen wird) Loimike,"
($\ddot{\epsilon}\tau\epsilon\rho\alpha$ $\lambda\epsilon\pi\tau\dot{\eta}$ $\varkappa\alpha\dot{\iota}$ $\pi\nu\varkappa\nu\dot{\eta}$ $\lambda\sigma\iota\mu\iota\varkappa\dot{\eta}$). Wenn nun Synesius eine gewisse Krankheit pustulöse Loimike, ältere und
neuere Griechen aber schlechthin Loimike nennen, unter
den Symptomen dieser Loimike ohne Epitheton aber eine
pustulöse Eruption angeben, darf man dann noch zu glauben anstehen, daß beide eine und dieselbe Krankheit im
Sinne gehabt haben? —

Was den Ausdruck Anthrax betrifft, so war es schon
mehreren älteren Aerzten aufgefallen, daß er nicht bei allen griechischen Schriftstellern eine und die nämliche Krank-

---

große Meister der Kunst keinen hinlänglichen Grund
gelegt hat — deshalb habe ich den schönen und voll-
ständigen Tractat des weisen Rases von der Loimike
aus der syrischen Sprache übersetzt." S. Willan a.
a. O. S. 20.

1) Sprengel a. a. O. Th. II. S. 242.

heit bezeichne, hingegen ein unbestimmter und mehrfacher
Begriff an ihn geknüpft sey. Vor allen anderen hat
Hahn sich bemüht, in den Stellen der Alten, welche vom
Anthrax handeln, charakteristische Merkmale der Pocken
nachzuweisen, und ist wirklich hin und wieder glücklich
darin gewesen, wenn er gleich durch das Uebertriebene sei=
ner Behauptungen und Auslegungen große Blößen seinem
berühmten [Gegner dargeboten hat. Dagegen hat dieser
nichts weniger als überzeugend den Beweis durchgeführt,
daß die Anthrakes der Griechen überall mit dem Karbun=
kel der Neueren übereinstimmen, wobei auch die größere
Zahl der oben aufgeführten Stellen gar nicht von ihm
berücksichtigt worden ist. Schon der Umstand, daß in die=
sen das Wort Anthrax jedesmal in der Mehrzahl, Anthra=
kes, gefunden wird, ist nicht zu übersehen; dieser Gebrauch
der Mehrzahl ist zu allgemein, um eine Eigenthümlichkeit
des Styls einzelner Schriftsteller zu seyn, wie solches
Werlhof vom Dioscorides behauptet. Dem Unbefangenen
wird es schwer werden, den wahren Karbunkel in der Hip=
pocratischen Beschreibung der Anthrakes zu Kranon wieder
zu finden, die über den ganzen Körper sich verbreiteten,
eiternde Pusteln waren, [die bei dem Karbunkel durchaus
nicht constant angetroffen werden [1])], die epidemisch
herrschten, ohne Symptom der Pest zu seyn. Wahre Kar=
bunkeln ohne Pest wurden nun zwar von einzelnen Aerz=
ten zu gewissen Zeiten häufiger bemerkt, als zu ande=

---

1) „Phlyctaenae etiam, sed rariores" — H. Mercurialis de peste c. 1.

ren ¹); eigentlich epidemisch, und eine große Zahl von
Individuen ergreifend, sind sie jedoch niemals beobachtet
worden, welches auch Werlhof, der lange und viel be=
schäftigte Praktiker, zugiebt. Den wahren Karbunkel be=
schreibt Hippocrates übrigens, wie wir oben gesehen, an
anderen Stellen und ganz verschieden von den Anthrakes
zu Kranon, welche letztere selbst Gruner nicht für ächte
Karbunkeln anerkennen mag. Die von Galen ganz kurz
erwähnten epidemischen Anthrakes in Asien, welche die
Kranken so entstellten, daß sie Affen ähnlich sahen; und
die über den ganzen Körper verbreiteten, deren die Kirchen=
väter gedenken, können, nach Vergleichung aller Neben=
umstände, eben so wenig Karbunkeln gewesen seyn, ob=
gleich sie während einer Pest vorkamen; denn die Pest=
karbunkeln verbreiten sich nie über den ganzen Körper,
nach älterer und neuerer Schriftsteller Zeugniß; Diemer=
broeck z. B. sah bei den einzelnen Kranken nur einen oder
zwei, und als höchste Zahl in äußerst wenigen Fällen vier.
Sogar Mercurialis hält die Anthrakes und anthraxähnli=
chen Hautaffectionen bei Galen, Eusebius und Nicephorus
nicht für wahre Karbunkeln, sondern für „sich weit ver=
breitende Geschwüre, wie die von Thucydides bei der Pest
zu Athen beschriebenen ²).“ Dasselbe gilt von den Erup=
tionen, die den Anthrakes ähnlich sind, wie sie bei Hero=

---

1) z. B. der sogen. Polkovar in mehreren Gegenden Un=
garns, vorzüglich an der Theis: Schraud vom Schar=
bock. Wien 1805. S. 112 ff.

2) A. a. O. c. 29.

bot vorkommen; diese führen auch den Namen peſtilente Exantheme von der Art des Anthrax, finden ſich in groſ-ßer Menge im Geſichte ein, und erfordern Blutentziehung, gleich den epidemiſchen Anthrakes Galens. In Bezug auf letzteren Umſtand iſt eine Aeußerung Diemerbroecks merk-würdig. Weil Galen u. a., erzählt er [1]), bei den An-thrakes die Aderläſſe empfohlen haben, ſo ſey dieſer Rath von Fuchs, Janus Cornarius, Zacutus Luſitanus, und vielen anderen, bei dem Peſtkarbunkel befolgt, aber mit dem unglücklichſten Erfolge; ſie hatten alſo überſehen, daß die Anthrakes, welche die griechiſchen Aerzte durch Blut-entziehung behandelten, nicht Peſtbeulen waren, ſondern eine andere Krankheit, und zwar die Pocken. — Aufmerk-ſamkeit verdient endlich noch der Gebrauch mehrerer griechi-ſcher Schriftſteller, Hippocrates an der Spitze, Anthrakes mit Exanthemen aller Art zuſammenzuſtellen, und die Aeu-ßerung des Symphorian Champier [2]), des Hier. Mercuria-lis [3]), u. a. m., welche an, dem Streite über das Alter der Pocken übrigens fremden, Stellen bemerken, daß viele alte Aerzte bereits einen Unterſchied zwiſchen dem Anthrax der Griechen und dem Carbo der Lateiner machten.

Außer dieſen Betrachtungen, welche auf die zwiefache wahre Bedeutung des fraglichen Ausdrucks leiten dürften, haben wir noch einige beſtimmtere Zeugniſſe für die Ueber-einſtimmung der Anthrakes mit den Pocken. Aaron, der

---

1) De peste L. III. c. 13.

2) Gruner a. a. O. S. 50.

3) A. a. O. c. 29.

erſte, welcher der Pocken unter dem arabiſchen Eigennamen
erwähnt, beſchreibt ſie gemeinſchaftlich mit dem eigentlichen
Anthrax oder Karbunkel, und ſcheint beide Krankheiten für
durchaus verwandt zu halten. Ali Ebn Abbas ſagt aus=
drücklich, daß „die Alten" die Pocken Anthrakes genannt
haben. Die Stelle lautet nach des Stephanus Verſion:
„Variola ulcera sunt mala et parva, quae omne
consternuntur corpus, aut in ejus majori parte,
et aliquando in quibusdam et non aliis membris
accidit, quàm Antiqui *carbones* dixerunt *adustos*,
Graeci autem filias ignis vocant. Confortata natura impuritates expellit ad corporis exteriora, fi-
untque ab eis pustulae, quae *carbones ignis* vo-
cantur [1]). — Die Griechen haben ſchwerlich, wie hier
behauptet wird, jemals die Pocken Töchter des Feuers ge=
nannt; bei keinem ihrer Schriftſteller kommen θυγατέραι
oder κόραι πυρὸς oder καύματος vor, und es iſt (wie
auch Werlhof findet) ein ſolcher bildlicher Ausdruck dem
Genius dieſer Sprache ſehr viel weniger angemeſſen, als
dem der orientaliſchen; wie denn auch z. B. die Hebräer Fun=
ken — Töchter der Kohle, die Syrer hitzige Fieber — Töchter des
Feuers nennen. Jene ſogenannten Alten aber können auch
nicht wohl ältere arabiſche Aerzte geweſen ſeyn; denn dieſe
nennen die Pocken von Aaron an, Al=humak (d. i. Exan=
theme) oder Al=bſchedrie, und Aaron lebte kurze Zeit nach

---

1) Theorice L. VIII c. 14. (Haly f. Abbas Re-
galis dispositio, vert. H. Stephanus. Ven.
1492.)

dem Elephantenkriege, und soll der älteste Arzt seyn, der die
Pocken gekannt habe. Daher liest Triller [1]), einen Fehler
des Abschreibers vermuthend, für Antiqui — Graeci,
für Graeci aber — Syri oder Arabes; und Willan [2])
erklärt, vielleicht am treffendsten, Graeci als Syro-Grae-
ci, und Antiqui für die alten griechischen Aerzte, deren
Schriften den Arabern zu Alis Zeiten bekannt waren.
Mit Trillers Meinung stimmt auch eine andere Stelle des
Ali Abbas Sohn [3]) überein, und die des Konstantin von
Afrika Namen tragende Abschrift der theoretischen Bücher
des Ali, wo es heißt: „Antiqui vocant has (variolas)
ignis carbones, Syri filias ignis [4]).“ — Auf jeden
Fall wurde also der Name Anthrakes (die ignis carbones
oder adusti) hin und wieder den Pocken beigelegt, sey
es nun von den Griechen, Syrern und Syro-Griechen,
oder den ältesten Arabern; und selbst Arnold von Villa-
nova aus dem dreizehnten Jahrhunderte gedenkt nirgends
der Variolae und Morbilli, legt dagegen mehrere, aus
Rases und Ebn Sina entnommene, Symptome und prognostische Eigenheiten der Variola dem Anthrax und Kar-

---

1) Epist. I.

2) A. a. O. S. 19.

3) A. a. O. c. 9. Apostema fit, quod herisipela
   dictum variolam vocant, et Arabes filias ignis.

4) Constant. Afr. Loc. commun. L. VIII. c. 14.
   (Opp. Basil. 1536.).

bun-

bunkel bei ¹), so daß Moore ²) sein Kapitel von den Karbunkeln für eine Beschreibung der Pocken erklärt.

Ignis sacer bezeichnet bei den Römern und vorzüg= lich bei den späteren lateinischen Schriftstellern mehrere ver= schiedene Krankheiten, und ist nicht an einen einzelnen be= stimmten Begriff geknüpft. Celsus ³) und Plinius ⁴), Scribonius Largus ⁵) und Marcellus Empiricus ⁶) be= schreiben unter diesem Namen verschiedene pustulöse Aus= schläge, Blatterrose, Gürtelrose, Herpes circinatus; andere gebrauchen denselben synonym mit Ignis Persicus, Pruna, Carbo und Anthrax. Ueberhaupt scheinen aber auch fieberhafte pustulöse Eruptionen mit dem Namen des Ignis sacer belegt, oder mit dieser Krankheit verglichen worden zu seyn, vorzüglich die in Pestepidemien beobachte= ten Hautaffectionen und andere äußerliche Uebel. Belege für diese Behauptung finden sich in mehreren älteren rö= mischen Schriftstellern. Lucrez ⁷) z. B. erwähnt zugleich mit Fiebern, Gliederreißen, und Augenaffectionen des Sacer ignis, welcher ein brennendes Gefühl errege, über die Glie=

---

1) Arnoldi Villanov. Breviar. L. III. c. 22. (Opp. omn. Basil. 1585.)

2) A. a. O. S. 156.

3) A. a. O. L. V. c. 28. 4.

4) A. a. O. L. XXVI. c. 74.

5) De compos. medic. c. 23.

6) De medicam. c. 20.

7) De rerum natura L. VI. v. 659. 1159.

der fortkrieche, und auf der ganzen Oberfläche des Körpers sich ausbreite:

> Existit sacer ignis, et urit corpore serpens
> Quamcunque arripuit partem, repitque per artus —

Und sehr bezeichnend wird von ihm die pustulöse Eruption in der athenienfischen Pest mit dieser Krankheit verglichen:

> Et simul ulceribus quasi inustis omne rubere
> Corpus, ut est, per membra sacer cum diditur ignis.

Virgil [1]) beschreibt den Ignis sacer als brennende Papuln mit Absonderung einer stinkenden Jauche, welche sich über die Glieder verbreiten:

> Ardentes papulae atque immundus olentia sudor
> Membra sequebatur —

Columella [2]) vergleicht ihm die Schafpocken, Pusula pecudum und Ostigo. Die Pusula, sagt er, ist contagiös und ein unheilbarer Sacer ignis; — den Lämmern ist die Mentigo oder Ostigo tödtlich, welche, velut ignis sacer, os atque labra foedis ulceribus obsidet.

Seneca [3]) giebt eine Schilderung der Epidemie, welche unter Kreons Herrschaft Böotien verheerte, in welcher Symptome der Pest vergeblich gesucht werden, dagegen das Uebel mit Zerschlagenheit der Glieder, Röthe des Gesichts,

---

1) Georgic. L. III. v. 563.

2) De re rustica, L. VII. c. 5.

3) Oedip. Tyran. Act. I. v. 181 — 188.

und einer Eruption am Kopfe anfängt, worauf ein brennendes Gefühl den ganzen Körper einnimmt, die Augen (Augenlieder) starr werden (anschwellen) und der Ignis sacer über die Glieder sich verbreitet — Angaben, wie wir sie in manchen von arabischen Aerzten verfaßten Beschreibungen der Pocken und Masern nicht deutlicher und bestimmter finden:

O dira novi facies leti!
Gravior leto! — Piger ignavos
Alligat artus languor, et aegro
Rubor in vultu, et maculae caput
Sparsere leves; tum vapor ipsam
Corporis arcem flammeus urit,
Multoque genas sanguine tendit,
Oculi rigent, et sacer ignis
Pascitur artus —

Ruffinus, der Uebersetzer der Kirchengeschichte des Eusebius, legt den vom letzteren sogenannten ἄνθρακες ἕρποντες, unter welchen wir Pocken vermutheten, den Namen Sacer ignis und Carbunculi bei, offenbar, weil er durch den Gebrauch dieses Ausdrucks, zur Bezeichnung pestilenzieller pustulöser Eruptionen, am leichtesten den Römern sich verständlich machen konnte: — ut humana corpora ulceribus pessimis, quae sacer ignis appellantur, nec non et his, quae dicuntur carbunculi, replerentur, itâ ut ora hominum atque oculos occuparent, et ut si quis forte ex his effugisset mortem, luminibus orbaretur. —

9 *

Ali Ebn Abbas [1]) giebt ein Synonymum des Ignis sacer, einer Art der Pocken, welche er für die gefährlichste hält, und als livide, unregelmäßig geformt, zusammenfließend und mit starker Geschwulst verbunden, beschreibt; sie heißt nämlich bei ihm Nar = Farsi (نام فرسي), persisches Feuer; bei Constantinus Africanus aber, an der entsprechenden Stelle [2]), wirklich Ignis sacer; und an einer anderen Stelle des Ali [3]) scheinen die Namen Ignis sacer und Variola ohne Unterschied und gleichlautend gebraucht zu werden. Dagegen sind es der wahre Karbunkel mit Phlyktänen auf seiner Spitze, und ein Erysipelas pustulosum gangraenosum, welche bei Rases [4]) und Avicenna [5]) den Namen persisches Feuer tragen; bei dem letzteren jedoch zugleich die epidemischen über den ganzen Körper verbreiteten Anthrakes Galens; und ersterer vergleicht auch dem persischen Feuer die Blactiae oder Masern [6]) Auch Hensler bemerkt, daß die Araber häufig oberflächliche

---

1) Theor. L. VIII. c. 14.

2) Comm. loc. L. VIII. c. 14. — „et vocatur ignis sacer."

3) Theor. L. VIII. c. 9. — „nascitur apostema, quod vocant erisipela, et cognominatur variola: alii dicunt ignem esse sacrum." Steph.

4) Division. c. 133.

5) Canon. L. IV. Fen. 4. Tr. 1. c. 9. Tr. 3. c. 1.

6) Contin. L. XVIII. c. 8. (Chann. p. 233.)

Hauterulcerationen, zu denen auch die Pocken gehören, Ignis persicus benennen [1]).

*　　　　*

*

Diese Betrachtungen und Vergleichungen mögen dann dazu dienen, die unerfreuliche Namenverwirrung, welcher wir in den Schriften der Alten begegnen, einigermaßen aufzuhellen. Unter den Bemühungen, in den Sinn jener Ausdrücke einzudringen, wird es dem Unbefangenen mehr als wahrscheinlich werden, daß die Benennungen Loimos und Pestilentia, Anthrakes und Sacer ignis, durchaus nicht ausschließlich die Bubonenpest, den ächten Karbunkel, Herpes und Rothlauf bezeichnen; daß also, wenn bei dem Lesen jener, Symptome der Pocken oder Masern enthaltenden, Stellen das Auge einem dieser Namen begegnet, dieser nicht ein Vorurtheil aufregen dürfe, welches der freien Prüfung sich hindernd entgegenstellen würde. Jetzt wenden wir uns zu den nördlichen und westlichen Ländern Europa's, die Spuren der Pockenkrankheit aufzusuchen, die schon um die Zeit ihrer ersten Erscheinung bei den Arabern in diesen Gegenden verbreitet gewesen, und von da an, bis zu den Kreuzzügen, nicht wieder verschwunden zu seyn scheint. Vergebens sehen wir uns hier nach Zeugnissen wirklicher Aerzte um; wir müssen uns zu denen halten, welche in jener Zeit allein im Besitze der lehrenden Rede, der Schrift,

---

[1] De herpete s. formica vett. Kiliae 1801. p. 39.

und der heilenden Kunſt waren, zu den Kirchenvätern;
von welchen diejenigen vorzügliche Beachtung verdienen, die
uns Geſchichtsbücher, Chroniken und Beſchreibungen der
von heiligen Männern verrichteten Werke und Wunder hin=
terlaſſen haben. In dieſen hat beſonders Willan mit gro=
ßem Eifer und vielem Glücke geſucht, und ſogar in den
großen Manuſcriptenſammlungen Londons manches minder
zugängliche wichtige Document aufgefunden.

Gregor von Tours.

Vom ſechſten Jahrhunderte an wird der Herrſchaft
wahrer Peſten von italieniſchen und fränkiſchen Geſchichts=
ſchreibern, unter dem Namen Pestis inguinaria oder
Pestis bubonum, erwähnt. Unter dieſer Benennung be=
ſchreibt Paul Warnefried [1]) ihre Verheerungen meiſterhaft
und ergreifend, und giebt von den charakteriſtiſchen Merk=
malen der Krankheit die Erhebung von Drüſengeſchwülſten
(glandulae) in den Weichen und an zart gebauten Thei=
len, ſehr heftiges Fieber, und binnen drei Tagen erfolgen=
den Tod an. Der Pestis inguinaria gedenken ferner
vom Jahre 517 Regino [2]), v. J. 581 (mit Angabe der
Symptome wie bei Paul Warnefried) Siegfried von Mei=

---

1) De gestis Longobard. L. II. c. 4. L. III. c.
   23. L. IV. c. 4. (Muratori Scriptor. rer.
   Italic. Mediol. 1723. T. I.)

2) Chronicum Reginonis, in Rer. Germanic. scriptor. ex ed. Pistorii et Struvii. Ratisb. 1726.
   T. I. p. 16.

ßen ¹), unb v. J. 591 Marianus Scotus ²). Gregor
von Tours u. a. ³) nennen sie Morbus inguinarius
ober Clades inguinaria; Hermann ⁴) (v. J. 600) unb
Fredegarius ⁵) Clades glandolaria. Außer dieser
kommt aber noch eine andere epidemische Krankheit vor,
die gleichfalls sehr gefährlich war, jedoch leichter überstan=
ben wurde, als die Pestis inguinaria; unb diese führt
ben Namen Pusula, Pusulae ober Pustulae, Morbus
dysentericus cum pusulis ⁶) So erzählt z. B. Gre=

---

1) Sifridi Presb. Misn. Epitom. L. I. (Pistor.
   T. I. p. 1024.)

2) Mar. Sc. Chronic. L. II. aet. 6. (Pistor. T.
   I. p. 620.)

3) Greg. Turon. (Opp. ed. Th. Ruinart. Lut.
   Paris. 1699.) Histor. Francor. L. VI. c. 14.
   L. X. c. 1. Vitae Patrum c. 6. §. 6. — Sieg-
   berti Gembl. Chronograph. an. 591. (Pistor.
   T. I. p. 743.)

4) Hermanni Contracti Chron. (Pist. T. I. p.
   189.)

5) Fredegarii Chronic. Paris. 1699. c. 18.

6) Greg. Tur. Hist. Franc. L. VI. c. 8. L. IX.
   c. 13. L. X. c. 29. De gloria confess. c. 24.
   Miracul. Sti Martini. L. II. c. 51. Vitae Patr.
   c. 15. §. 3. u. c. 19. §. 2. u. a. m. — Her-
   manni Contr. Chron. an. 579. 580. 581. (Pist.
   T, I. p. 185.) — Chroniques de St. Denis, in
   Bouquet recueil des historiens des Gaules.
   Paris 1741. T. III. p. 323. u. p. 227. — Ai-

gor [1]): Im fünften Jahre der Regierung Childeberts II.
von Austrien (im J. 580.) folgte auf große Ueberschwem=
mungen, Stürme, Hagelschläge, Erdbeben und verschiedene
Wunder, eine fürchterliche Pest. Fast alle Provinzen Gal=
liens wurden nämlich von der „dysenterischen Krankheit
überzogen, in welcher die Kranken an heftigem Fieber,
Erbrechen, Schmerzen des Kopfs, des Nackens und vor=
züglich der Nieren oder Lenden (renum nimius dolor),
außerordentlich litten. Die ausgebrochenen Massen hatten
eine gelbliche oder wirklich grüne Farbe. Diese Zufälle
wurden von vielen einem verborgenen Gifte zugeschrieben.
Die Bauern nannten das Uebel aber Reinigungs=Pu=
steln [2]), und wahrscheinlich mit Recht, weil viele Kranke

---

moini Monach. de gestis Francor. L. III. c.
32. u. 38. (Bouq. T. III. p. 83.) — Siegebert
erzählt, man habe im J. 541 in verschiedenen Ge=
genden Frankreichs Kometen und Blutregen gesehen
— „et secutae variae clades, et malae valetudines cum pustulis et vesicis populos afflixe-
runt.“ Im. J. 542 habe die Pest zu Konstantino=
pel · geherrscht; (die Justinianische, welche Evagrius
und Procop beschreiben). Siegeb. Gemblac. Chronograph. (Pistor. T. I. p. 735.)

1) Hist. Fr. L. V. c. 34 — 37.

2) Corales ·(oder, nach einem der Colbertischen Codi=
ces, coriales) hoc pustulas nominabant. Der
Herausgeber des Gregor, ein Benedictiner, erklärt die=
sen Ausdruck als „pustulae in corde ortae,“ oder
weil die Sputa (die ausgebrochenen Materien) roth (?)

durch das Ansetzen von Schröpfköpfen an die Schultern
oder Schenkel, während des Ausbruchs der Pusteln, und
durch den Ausfluß der Jauche erleichtert oder hergestellt
wurden; auch der Aufguß von gifttreibenden Kräutern
zeigte sich heilsam. Die· Krankheit fing im Augustmonate
an, und ergriff vorzüglich jüngere und ältere Kinder. Wir
verloren unsere lieben süßen Kleinen, die wir in unserem
Schooße wiegten, und auf den Armen schaukelten" u. s. w.
Beide Söhne Chilperichs von Soissons erlagen der Krank=

Corallenfarbig, coralio similia, ' waren." Auch
Schnurrer und Elsner übersetzten corales durch —
rothe Pusteln, wie Corallen. Lag aber wohl den mit=
ten im Lande wohnenden Bauern der Touraine der
Vergleich mit Corallen so nahe, daß sie, statt roth,
schlechthin corallenfarbig zu sagen pflegten? Die Pu=
steln waren aber auch gar nicht roth, sondern weiß,
wie sich aus einer weiter unten folgenden, von Bei=
den übersehenen, - Beschreibung derselben ergeben wird.
— Willan hat gewiß das Richtigere getroffen, wenn
er das gemachte Wort coralis von dem alten germa=
nischen Kora ableitet. Koren, koeren, kueren, bedeu=
tet ursprünglich — sehen, nachher — ausersehen, aus=
wählen, absondern; Kora aber die Auswahl (S. Scher-
zii Glossarium Germanicum medii aevi, ed.
Oberlin.). Koren kommt also ganz mit dem lateini=
schen cernere und secernere überein; corales pustulae würden also pustulae secretoriae seyn; also
genannt, weil sie ein Gift ausfonderten, welches man
im Körper befindlich vermuthete; eine Vorstellung,
welche das Volk noch · jetzt von jeder eiternden Eru=
ption hegt.

heit, während er selbst wieder hergestellt wurde; Austrigil=
ba, die Gemahlin Guntrams von Orleans und Burgund,
starb an diesem Uebel, und verlangte auf dem Todbette die
Hinrichtung ihrer Aerzte; der Leichnam des grausamen
Nantinus, Grafen von Angoulême erschien schwarz, und
wie auf Kohlenfeuer geröstet ¹).

Zwei Jahre später, 582, herrschte wiederum eine
große epidemische Krankheit (Lues) unter dem Volke ²):
„verschiedene bösartige Krankheiten mit Pusteln und Bläs=
chen ³), welche viele Menschen dahinraffte; viele andere
entrannen hingegen dem Tode durch ein sorgfältiges und
zweckmäßiges Verhalten. Auch vernahmen wir, daß in
demselben Jahre zu Narbonne die wahre Pest (Morbus
inguinarius) so heftig gewüthet habe, daß zwischen dem
Anfall der Krankheit und dem Tode kaum ein kurzer Zeit=

---

1) Vgl. Sydenham a. a. O. Sect. 4. c. 4.: Etenim
   pustulae fuliginem nigredine aequabant, ubi
   nempe confluxerint, et aeger non prius extin-
   gueretur, quam ad maturitatem istae perve-
   nerint. — P. Frank Epit. L. III. p. 175.
   Aeger — — succensis quasi ignibus tostus
   comparet. — Constant. Afr. l. c. L. VIII. c.
   14. Variola nigra sicut ignis incendia.

2) Greg. Tur. Hist. Fr. L. VI. c. 14. et 15.

3) Valetudines variae, malignae, cum pusulis et
   vesicis. Die Ausgabe des Badius hat — valetudines
   variae morbive; mehrere andere — valetudines variae, milinae, welches Willan übersetzt: of the mi-
   liary kind.

raum blieb." — Auch Felix, Bischof von Nantes, wurde von der Krankheit (der Lues cum vesicis) ergriffen — — „als das Fieber nachließ, und die gefüllten Pusteln an den Beinen hervorbrachen," legte er sich einen Umschlag von Canthariden (ein in damaligen Zeiten, um in pestartigen Krankheiten das Gift abzuleiten, sehr gebräuchliches Mittel); dieses wirkte aber zu heftig, „die Beine verfaulten," und der Kranke starb.

Eine genauere Beschreibung der Eruption findet sich in Gregors Erzählung von den Wundern, welche der heil. Martin nach seinem Tode verrichtet hat. Sie führte die Ueberschrift: De lue, quae cum vesicis fuit [1]). „Im vorigen Jahre wurden die Bewohner von Tours von einer schweren Seuche heimgesucht. Das Uebel war von der Art, daß der Kranke von heftigem Fieber ergriffen wurde, und sein ganzer Körper von Bläschen und kleinen Pusteln starrte. Es waren diese weiße, harte und pralle Blasen, welche heftig schmerzten. Sobald sie, nach vollendeter Reife, geplatzt waren, und der Eiter auszufließen begann, wurde der Schmerz durch das Ankleben der bedeckenden Kleidungsstücke noch heftiger. Die Kunst der Aerzte erwies sich fruchtlos ohne den Beistand des h. Martin." — — „Eine vornehme Frau war so sehr von diesen Pusteln zugerichtet, daß weder Hände, noch Füße, noch irgend ein Theil ihres Körpers frei geblieben, und selbst die Augen von ihnen bedeckt waren; als diese schon im Sterben lag, wurde das Wasser, mit welchem das Grabmal des Heiligen

---

1) De miraculis St. Martini. L. III. c. 34.

ligen abgewaschen war, innerlich und äußerlich angewandt;
worauf das Fieber erlosch, die Eiterung der Pusteln
schmerzlos, und die Kranke bald hergestellt wurde." Gre=
gor litt selbst i. J. 563 an der Krankheit [1] ("irrui .in
valetudinem cum pustulis malis et febre"), und
giebt von seinen eigenen Gefühlen vorzüglich die Fieberhitze
und das Brennen der Haut an; nach Anrufung des heil.
Martin verließ ihn das Fieber, so daß er, noch äußerst
schwach, eine Wanderung zu dem Grabe des Heiligen an=
treten konnte. Auf dieser Reise ergriff ihn das Fieber von
Neuem (Febris variolarum secundaria?); er erreichte
aber glücklich das Ziel seiner Pilgerschaft, und wurde ge=
heilt.

Außerdem macht Gregor die Bemerkung [2], daß in
der Krankheit, Pusulae genannt, viele Kranke auch wäh=
rend "der Verdickung des Giftes (veneno incrassante)"
gestorben wären. Wenn dieses die Eiter= und Borkenbil=
dung andeuten soll, so stimmt es überein mit den alten
Worten Avicenna's [3]: Et multoties moritur aliquis
in variolis in declinatione. —

Gewiß lassen sich diese wörtlich übertragenen Beschrei=
bungen Gregors ohne die gewaltsamsten Verdrehungen auf
keine andere Krankheit deuten, als auf die Pocken, welche

---

1) De mir. S. Mart. L. I. c. 32. vgl. L. I. c. 13.
u. L. II. c. 51.

2) De gloria confessorum c. 24.

3) Canon. L. IV. Fen. II. tract. 1. c. 98.

hier schon von Huet, Hahn, Paulet, Sprengel [1]) und
Willan erkannt worden sind. An herpetische und erysipe=
latöse Eruptionen darf man wohl nicht denken, wo ein
heftiges Fieber der Vorläufer und Begleiter der über den
ganzen Körper verbreiteten eiternden Pusteln ist, die Krank=
heit epidemisch ganze Länder überzieht, und im acuten
Verlaufe eine große Menge der Einwohner hinrafft („Lues
multas adterens civitates — lues gravissima febre
exurens — populus lue gravissime vastabatur“).
Der Aussatz, selbst wenn er das Gesicht und die Augen
ergriffen hatte, wird in Gregors Beschreibungen von der
epidemischen Pusulakrankheit wohl unterschieden; er wird
Leprae morbus, und die Eruption nicht Pusulae, son=
dern Ulcera, genannt; die Kranken heißen Leprosi,
und wurden in eigenen Hospitien aufbehalten [2]). Auch
von der wahren Pest wird die Pusula nicht allein durch
die durchgängig beibehaltenen Namen hinlänglich unterschie=
den; sondern werden beide auch durch Angabe der Sympto=
me klar und deutlich charakterisirt [3]). Den Beinamen

------

1) Beiträge S. 27.

2) De glor. conf. c. 2. u. 86. (Xenodochium le=
prosorum). — Mirac. S. Mart. L. I. c. 8. u.
11. L. IV. Prol.. — Vitae Patrum c. 1. §. 4.
(Hospitiolum leprosorum) u. a. m.. Die Lepro=
serien wurden also viel früher gegründet, als im 8ten
und 9ten Jahrhunderte, wie Hensler angiebt (Ge=
schichte des abendl. Aussatzes. Hamb. 1794. S. 1. u.
211.)

3) Die Symptome der Clades inguinaria oder glan-

Morbus dysentericus trägt die letztere nur von den ga=
strischen Symptomen, dem Erbrechen, den Leibschmerzen,
und der vielleicht nicht selten hinzugetretenen Diarrhöe; die
wahre Ruhr wird dagegen von Gregor selbst durch den
Namen Dysenteria, und durch andere Symptome be=
zeichnet, nämlich durch Fieber, Magenbeschwerden, Bauch=
fluß mit starkem Blutabgange, Eckel und Erbrechen; da=
neben kommen aber weder ein epidemischer Charakter der
Krankheit, noch Kopf= und Lendenschmerzen, Augenaffec=
tion, noch pustulöse Eruption vor [1]).

Die gegen unsere Annahme erhobenen Einwürfe sind
unerheblich. Werlhof [2]) kennt nur den Anfang der oben,
aus dem sechsten Buche der Historie Gregors, mitgetheil=
ten Stelle, nicht aber die vorhergehenden und folgenden
eigentlichen Beschreibungen der Krankheit, noch die Krank=
heitsgeschichte des Bischofs Felix; weshalb ihm denn die

---

dolaria, welche nie mit den Pusulis malis an dem=
selben Orte zugleich herrschte, beschreibt Gregor. Hist.
Fr. L. IV. c. 31. — „erat enim et ipsa mors
subita. Nam nascente in inguine aut asello
vulnere in modum serpentis, ita inficiebantur
homines illi a veneno, ut die altera aut ter=
tia spiritum exhalarent.‟

1) De mirac. S. Martin. L. III. c. 52., de cle=
rico dysenterico. Ebendas. L. I. c. 37. u. L.
II. c. 1, wo er erzählt, wie er selbst die Ruhr über=
standen habe, und zwar acht Jahre später als die Pu=
sulakrankheit; ferner: L. II. c. 12. L. IV. c. 9.

2) A. a. O. Cap. I. §. 5. not. 12.

von Gregor selbst gemachte Distinction zwischen der Lues cum pusulis und dem Morbus inguinarius zu Narbonne entgangen ist. Aus derselben Unbekanntschaft fließt auch seine Bemerkung, daß Gregor hier von einer seltenen pestilenten Krankheit rede, und nicht von einer so gewöhnlichen, wie die Pocken. Ein Chronist aber pflegt nur der großen Epidemien zu erwähnen, ohne sich darum zu bekümmern, ob ein solches epidemisches Uebel auch sporadisch vorkomme, oder nicht; große Pockenepidemien aber kehren, wie bekannt, immer nur nach Verlauf mehrerer Jahre wieder, sind also, nach Werlhofs eigenen Ausdrücken, nicht „gewöhnlich," sondern „selten zu nennen, ganz wie sie bei Gregor erscheinen. Gruner [1]) sieht, nach Werlhofs Einwendungen, die Sache für abgethan an. Moore [2]) will in der Krankheit, an welcher Chilperichs Söhne starben, lieber Ruhr sehen, als Pocken, weil er dem gelehrten Kirchengeschichtsschreiber die Verwechselung der Namen nicht zutrauet, und weil weder Pusteln in der Mundhöhle und auf den Augen, noch der Blatterngeruch, unter den Symptomen angegeben werden. Der erste Einwurf verdient kaum eine Beantwortung, und trifft überdieß nicht; Gregor nennt die Ruhr immer Dysenteria, die Pusulae oder Pocken aber nur ein- oder zweimal Morbus dysentericus cum pusulis; und in anderen Chroniken, bei Regino, Hermannus Contractus, in den Annales Fuldenses u. a. kommt die Ruhr öfters vor,

---

1) A. a. O. S. 45.

2) A. a. O. S. 7. ff.

jedesmal unter der Benennung Dysenteria, nie mit dem
Zusatze cum pustulis malis. Die Mängel in der Beschreibung der Eruption würde aber Moore nicht gerügt
haben, wenn er die obenstehende Stelle aus den Wunder-
werken des h. Martin gekannt hätte. Wollte man, eigen-
sinnig am Namen haftend, unter dem Morbus dysentericus durchaus Ruhr sehen, so würde gerade die Beschreibung der letzteren höchst mangelhaft erscheinen, da
hier von allen ihren Symptomen nur des Erbrechens gedacht wird, und Gregor doch an anderen Orten seine Bekanntschaft mit den hervorstechenderen Erscheinungen der
Ruhr bewiesen hat. — Schnurrer [1]) scheint ungewiß;
er ist gar nicht abgeneigt, die fragliche epidemische Krankheit für Pocken zu halten, und findet nur eine Schwie-
rigkeit in der Krankheitsgeschichte des Bischofs Felix, und
in den Wundern des h. Martin. In ersterer scheinen
ihm „die Papulae etwas ganz anderes als Pocken“ zu
seyn — und was denn? Wie die Pusulae malae, welche
er Papulae nennt, beschaffen waren, findet sich in dem
oben angezogenen Kapitel, de lue quae cum vesicis fuit, deutlich beschrieben. Unter den Blindheiten
aber, welche der h. Martin nach seinem Tode geheilt hat,
komme, wie Schnurrer behauptet, keine einzige vor, die
von den Pocken herrühre; eine von Moore entlehnte Einwendung, welche durch ein sorgfältigeres Lesen der Werke
Gregors entkräftet wird. Denn in den Erzählungen desselben von den durch den heil. Martin, Julian, Lupici-

---

1) A. a. D. S. 141. ff.

niuß,

nius, Jllidius, Nicetius, Aridius u. a. m. ¹) geheilten
Fällen größtentheils veralteter Blindheit, welche die Zahl
von hundert weit übersteigen, wird durchaus weder der Ur=
sache der Krankheit, noch solcher Umstände, welche auf die
Art der Blindheit schließen lassen, gedacht; nur vier dieser
Fälle scheinen acute Augenentzündungen gewesen zu seyn;
drei der Kranken waren erblindet durch Staub und Wind,
sechs durch die Macht des Teufels, und zwei bis drei, weil
sie an Sonn= und Festtagen Arbeiten vorgenommen hat=
ten. Ein Kranker war taub, stumm und blind „a quoddam contagio.“ Von den übrigen heißt es nur: cae-
cus quidam, caeca quaedam u. s. w. Man darf also
von den meisten dieser Blinden weder behaupten, daß sie
nicht durch die Pocken oder Pusulae um ihr Gesicht ge=
kommen, noch auch das Gegentheil. Außer dem oben an=
geführten Beispiele der Augenaffection in der Pusulakrank=
heit, kommt aber unter den Wundern wirklich noch ein
ähnliches vor, indem ein Knabe mit der Pusula mala im
Gesichte und seit zwei Tagen verschwollenen Augen lebens=
gefährlich darnieder lag, bis er nach Anrufung des heiligen
Martin die Augen wieder öffnen konnte ¹). — Endlich
meint Schnurrer, daß die Pocken, wenn sie zu dieser Zeit
im westlichen Europa erschienen wären, nicht sobald wieder
verschwunden seyn würden. Daß dieses auch nicht gesche=
hen, wird im Verfolge unserer Untersuchung sich ergeben.

---

1) S. die Bücher de mirac. St. Martini, de mir.
S. Juliani, Vitae Patrum, Vita S. Aridii Ab-
batis.

2) Vitae Patrum c. 8. §. 1.

Marius von Avenches u. a.

Gleichzeitig mit Gregor erwähnt der Bischof Marius von Avenches, sowohl des Morbus dysentericus cum pusulis, als der Clades glandolaria. „In diesem Jahre (570) überzog eine heftige Krankheit mit Bauchfluß und Variola Italien und Frankreich." Im folgenden Jahre, A. 571, „raffte eine furchtbare Krankheit mit Drüsengeschwülsten, die man Pustula benannte, eine unzählbare Menge der Bewohner obengenannter Gegenden hin [1])." Die Pustula des Marius ist offenbar nicht die Pustula oder Pusula mala Gregors, sondern die Bubonen und Karbunkeln des Morbus inguinarius bei dem letztgenannten, die glandulae in modum nucis vel dactyli, in inguinibus hominum, vel in aliis delicatioribus locis, bei Paul Warnefried; das nicht so allgemein tödtliche Profluvium ventris cum variola kömmt dagegen mit Gregors Morbus dysentericus cum pustulis überein. Moore [2]) will hier zwei Seuchen verschiedener Art nicht erkennen, und hält dafür, der Ausdruck Variola, der hier zum erstenmale, fünfhundert Jahre

---

1) Marii Aventicensis Episc. Chronic. in Bouquet Recueil T. II. p. 18. — A. 570. Hoc anno morbus validus cum profluvio ventris et variola Italiam Galliamque afflixit. — A. 571. Hoc anno infanda infirmitas atque glandula, cujus nomen est pustula, in supra scriptis regionibus innumerabilem populum devastavit.

2) A. a. O. S. 6.

vor Konstantin von Afrika vorkommt, könne leicht von ei=
nem Abschreiber interpolirt worden seyn. Daß ein Ab=
schreiber dem Satze, Morbus validus cum profluvio
ventris, die Worte, et variola, so ohne allen sichtba=
ren Grund hinzugesetzt habe, ist doch eine gar zu willkühr=
liche Annahme; wie können historische Forschungen gedei=
hen, wenn man jedes Wort auszustreichen sich erlaubt, wel=
ches nicht zu den vorgefaßten Ansichten paßt. Der Aus=
druck Variola hat ein viel höheres Alter, als Konstantins
Schriften, und wir werden ihm von jetzt an noch öfterer
begegnen. Schon in einem alten Manuscripte aus dem
achten oder neunten Jahrhunderte findet er sich wieder ¹).
Es ist dieses im Besitze des brittischen Museums, theils in
sächsischer, theils in lateinischer Sprache geschrieben, und
enthält einen Exorcismus gegen die Variola, mit der säch=
sischen Ueberschrift: pıð Poccaꝛ [with Poccas, gegen die
Pocken ²)]. „Sanctus Nicasius habuit *minutam va-*
riolam, et rogavit Dominum, ut quicumque nomen suum portaret scriptum — — Sancte Nicasi,
praesul et martyr egregie, ora pro me peccatore,
et ab hoc morbo tua intercessione defende. A-
men." — Es giebt zwei Heilige des Namens Nicasius;

---

1) Willan a. a. O. S. 96.

2) Daneben stehen zwei andere, pıð Gedpıꝛ und pıð
Geꝛpel, with Gedrif und with Geswel, gegen Pest
(percussio, plaga) und gegen Geschwülste. S.
Hickes Thesaur. linguar. vett. septentr. Oxon.
1703. T. II. p. 234.

von dem einen fehlen alle Nachrichten über sein Leben; der
in jenem Manuscripte wahrscheinlich gemeinte war im J.
430 Bischof zu Rheims, und litt den Martyrertod. Um
das Zeugniß des Manuscripts zu entkräften, behauptet
Moore [1]), dieser Nicasius habe die Pocken nicht überstehen
können, weil beim Surius sich nichts darüber finde; es
steht aber beim Surius überhaupt nicht das Mindeste über
die Lebensumstände des Nicasius, sondern allein die alte
aus dem Froboard entlehnte Beschreibung seines Marty-
riums [2]). — Gruner hegt keinen Zweifel gegen die Pok-
kenepidemie bei Marius; aber sieht darin, sonderbarer
Weise, eine Bestätigung des arabischen Ursprungs dieser
Krankheit im J. 569 oder 572, ohne zu bedenken, daß
sie nicht in demselben Jahre, oder gar zwei Jahre früher,
von Mekka her ganz Italien und Gallien überziehen konnte, sondern in diesen Gegenden einen von den Arabern un-
abhängigen Ursprung haben mußte.

Unter den Seuchen der folgenden Jahre zeichnen sich
vorzüglich die v. J. 589 und v. J. 615 aus. Von ersterer wird nur angegeben, daß sie eine Pestilenz gewesen,
und Esquinancie genannt worden sey [3]) — wahrscheinlich eine Epidemie des malignant sore - throat, der noch
in späteren Zeiten in England die Stelle des Scharlachfie-

---

1) A. a. O. S. 97.

2) Surius de probatis Sctorum historiis. Colon.
Agr. 1581. T. VII. p. 1011.

3) Chroniques de St. Denis. L. IX. (Bouquet T.
III. p. 253)

bers einnahm. Im J. 614 und 615 aber bemerkte man
in Italien und Frankreich eine epidemische Hautkrankheit,
welche von einigen Elephantiasis, von anderen Percussio scabiarum oder scabierum genannt wurde. Diese
eruptive Krankheit war acuter Art, und endigte häufig genug mit dem Tode; sie entstellte die Kranken so sehr, daß
ihre Leichen von den Angehörigen nicht mehr erkannt werden konnten [1]). Diese Umstände berechtigen hinlänglich
zu der Vermuthung einer Epidemie confluirender Pocken,
zu welcher auch Schnurrer [2]) selbst sich hinneigt.

Seuchen des siebenten bis zehnten Jahrhunderts.

In Brittannien und Irland herrschten von der Zeit der
römischen Occupation an, bis zu dem Einbruche der An-
gelsachsen, nicht selten große Epidemien oder Pestilenzen,
denen aber nicht eher eine besondere Aufmerksamkeit gewidmet wurde, als bis, bei zunehmendem Verkehre mit dem
Continente, Christenthum und Kultur durch das Land sich
verbreitete. Von da an kommen bei den Chronisten, Gil-
das, Beda, Matthias Paris und Hermannus Contractus,

---

1) Mariani Scot. Chronic. L. II. aet. 6. a. 615.
(Pistor. T. I. p. 622). — Siegbert. Gemblac.
Chronogr. a. 618. (Pist. T. I. p. 749). — Paul.
Warnefr. de gestis Longob. L. IV. c. 47. —
Anastàsii Histor. Pontificum Romanor. Paris.
1649. p. 45.

1) A. a. O. S. 153.

häufige Nachrichten von Pestilenzen vor, die namentlich in den Jahren 664 [1]), 670, 676 [2]), 678, 680, 685, 771 und 779, die Sachsen überfielen, und von verschiedener Art gewesen seyn müssen. Einige von ihnen erschienen während und nach einer Hungersnoth, welche in jenen stürmischen Zeiten nicht selten einriß, bis die Geistlichen Ackerbau und Fischfang allmählig mehr und mehr eingeführt hatten; andere aber herrschten bei großem Ueberflusse an Lebensmitteln, und waren eruptiver Art, gemeiniglich Ignis sacer und Lepra gravissima, und in Irland Bolgach genannt welcher Name in Brians irländischem Wörterbuche durch Small-pox und Blister übersetzt wird [3]). Zuweilen erschien die Krankheit dem Morbus dysentericus cum pusulis Gregors nicht unähnlich; so bezeichnet sie z. B. Beda [4]) als „longus interaneorum dolor et ardor cum profluvio ventris," welcher ansteckend war, die Kranken um den siebenten Tag tödtete, und vorzüglich die Kinder befiel. Von anderen Kirchenvätern wird eine Pest, die in einem Theile Irlands herrschte,

---

1) Gleichzeitig herrschte eine Seuche in Rom und Egypten.

2) Von dieser wird ausdrücklich angegeben, sie sey aus dem Orient gekommen.

3) Moore a. a. O. S. 84.

4) Histor. eccles. L. IV. c. 3. 14. 19. L. V. am Ende, Vita Cuthberti c. 8. 33. u. a. in Opp. Cantabr. 1722.

Bubhe Connail, Pestis flava oder icteritia genannt [1]).
Leider fehlen, die wenigen von Beda angegebenen Umstände
abgerechnet, alle nähere Nachrichten über das Wesen und
die Symptome dieser verschiedenen epidemischen Krankhei=
ten; merkwürdig bleibt aber eine Erzählung von dem Ein=
falle einer solchen Pestilenz mit Hautausschlägen wegen ei=
niger Aehnlichkeit mit Hamisys Schilderung der Pockenepi=
demie im Elephantenkriege. Sie steht in der Lebensbe=
schreibung des heil. Columba, des ersten Verkündiger des
Christenthums unter den Picten und Scoten (starb. A.
596), welche von einem seiner Nachfolger, dem Abte Adam=
nan, gegen das Ende des siebenten Jahrhunderts verfaßt
worden ist [2]). Der h. Columba saß auf der Spitze des
Hügels Munitio - magna auf der Insel Jona (oder Hy
oder Jcolmkill), und sah gegen Norden eine schwere
Regenwolke aus der See am heitern Himmel aufsteigen.
Da sagte er zu seinem Begleiter, dem Mönche Sylva=
nus: Diese Wolke wird Menschen und Thieren höchst
nachtheilig werden; sie wird einen großen Theil Schott=
lands (d. i. Irlands, wo die Scoten damals Wohnsitze
hatten), überziehen, und gegen Abend eines verderblichen
Regens sich entladen, welcher schlimme Ulcerationen auf

---

1) Vita S. Geraldi in Act. Sct. 13. Mart. Tom.
   II. p. 291.

2) Vita S. Columbae Abb. auct. S. Adamnano
   Abb. L. II. c. 4. in Act. Sctorum. 9. Jun.
   (Bollandi) Henschenii et Papebroch. Antverp.
   1698. Jun. T. II. p. 214.

ben Körpern der Menschen und den Eutern des Viehes erzeugen wird, an welchen Menschen und Thiere, von der giftigen Krankheit dem Tode nahe gebracht, sehr leiden werden (pluviam destillabit mortiferam, quae gravia et purulenta humanis in corporibus et in pecorum uberibus nasci faciet ulcera, quibus homines morbidi et pecudes, illa venenosa gravitudine usque ad mortem molestati, laborabunt). Wir wollen mit göttlicher Hülfe ihre Leiden lindern. — Er ließ nun den Mönch, mit geweihetem Brodte versehen, abreisen; die Wolke überholte aber diesen, und die Pest begann. Die ersten Kranken, welche Sylvanus antraf, heilte er durch Besprengen mit Wasser, in welches das heil. Brodt getaucht war; die Verheerungen der Krankheit und das Gerücht dieser Heilungen führte darauf eine große Menge Kranker zu dem Boten des heil. Columba, welcher alle mit dem Wasser besprengte, und auf diese Weise viele Menschen und Thiere wieder herstellte.

Auch das neunte und zehnte Jahrhundert waren von Epidemien der Pocken und Masern nicht frei. In den Jahren 876 und 877 herrschte, in großer Verbreitung, das vom Heere Kaisers Karlmann aus Italien mitgebrachte „italienische Fieber mit Husten, Augenschmerzen und einem pestilenten Charakter." Viele Soldaten von Karlmanns Heere starben unter fortwährendem Husten [1].

---

1) Annales Fuldens. a. 877. (Freheri scriptores rer. Germanic. cur. Struvio. Argent. 1717. T. I, p. 50.) Herman. Contr. Chron. a. 877. (Pi-

Eine ähnliche Krankheit (Pestis quasi febris et tussis, mixta mortalitate) war in den Jahren 889 und 927 in Frankreich und Deutschland, vorzüglich am Rheine, allgemein verbreitet [1]). — Diese Seuchen waren vielleicht nur besonders bösartige epidemische Katarrhe, Influenzen; bedeutsamer ist aber die Erzählung des Mönchs Aimoin von Fleury von einer epidemisch = contagiösen Krankheit, welche die Normänner, zur Strafe für die Schändung des Oratoriums des h. Germanus zu Paris, im J. 845 über= fiel [2]). Sie wird schlechthin Dysenteriae morbus ge= nannt, scheint jedoch dem Morbus dysentericus cum pustulis bei Gregor, Marius u. a. nicht unähnlich ge= wesen zu seyn [3]). Viele der von ihr Ergriffenen wurden blind, und litten nahe vor dem Tode an Meteorismus; das Sterben nahm so sehr überhand, und die Ansteckung erfolgte so auffallend auf die Berührung, daß der König

stor, T. I. p. 243.) Frodoardi Remensis Histor. L. IV. c. 21. (Bouq. T. VIII. p. 164.)

1) Hugonis Flavin. Chron. Verdunens. p. 126. (Bouq. T. VIII. p. 289.) Frodoardi Chron. (Bouq. T. VIII. p. 184.)

2) Aimoini de miracul. S. Germani L. I. c. 9. 12. 13. (Mabillon Act. SS. Ord. S. Benedict. P. II. saec. 3. Bouq. Tom. VII. p. 350.)

3) Unter den Krankheiten, deren in dieser Zeit die heil. Genovefa so viele heilte, werden Blindheiten, Contrac= turen, Fieber und Lepra häufig genannt, niemals aber die Ruhr. S. Bolland. Act. Sctor. Jan. T. I. p. 150.

Horich gewaltsame Mittel, die weitere Verbreitung zu hin-
dern, ergriff; er ließ nämlich allen denen, welche man für
bereits inficirt hielt, die Köpfe abschlagen, und führte
sein Heer eiligst in andere Gegenden. Kobbo, der Ge-
sandte Ludwigs, erzählte als Augenzeuge dem Aimoin, wie
der normännische Heerführer Ragenarius nach dreitägiger
Quaal (er meinte Peitschenhiebe vom h. Germanus zu be-
kommen, die Schmerzen waren vielleicht im Rücken und
den Lenden und äußerlich in der Haut) über den ganzen
Körper so angeschwollen gewesen, daß gegen die Zeit seines
Todes weder die Augen, noch Ohren, Nase und Mund erkannt werden konnten, und der Leib zum Bersten aufge-
trieben war [1]. —

Erorcismen.

Willan theilt aus einem im achten oder neunten Jahrhunderte geschriebenen Manuscripte [2] eine Stelle mit, welche eine lange, größtentheils metrische Anrufung Gottes
und mehrerer alten Heiligen, gegen die damals grassirende
epidemische und gefährliche Krankheit, enthält. Diese heißt
hier Variolae und Poccas —

---

1) Quando et venter inflatus tumescat, huic ae-
  groto mors propinqua est. Ras. de var. et
  morb. c. 14.

2) A. a. O. S. 99. Es befindet sich in der Harley-
  schen Samml. im Britt. Museum; Moore (S. 94.)
  setzt es in das zehnte Jahrhundert, Monro (S. 49.)
  vor das Jahr 900.

Ut a nobis lues ista

Hujus pestis currat

— — — — —

— — — peto

Angelorum millia,

Ut me salvent ac defendant

Doloris igniculo,

Et potestate variolae

[Liberent] ac protegant

Mortis a periculo.

Ne dimittas nos intrare

In hanc pestilentiam

Sed salvare nos dignare

Per tuam potentiam.

Libera illam, Domine, de languoribus pessimis et
de periculis hujus anni — —

und am Schluſſe die ſächſiſchen an die Heiligen gerichteten
Worte: ᵹeᵽcyldað me pið de laðan Poccaᵽ and
pið ealle yᵽeln. Amen. geſkylðath me with de la-
than Poccas und with ealle yſeln, beſchützt mich vor den
ſcheußlichen Pocken und allem Uebel.

Einer der Bourscoughſchen Codices, welcher größtentheils im neunten Jahrhundert und früher geſchrieben worden
iſt [1]), enthält eine Menge ſächſiſcher und lateiniſcher Exorcismen gegen Zahnſchmerzen, Augenübel, Unfruchtbarkeit, u. a.
Krankheiten, und unter dieſen eine Incantatio „contra

---

1) Hickes Thesaur. T. II. p. 304. 305.

variolas," und mehrere Exorcismen pıð Poc, pıð Poccadl, pıð Poccum 7 rceapa Hpeorlan, gegen die Menschenpocken und die Räude der Schafe.

Einzelne Krankheitsgeschichten und Wunder.

In den Chroniken und Legenden begegnen wir oftmals vereinzelten kurzen Nachrichten von vornehmen Personen, welche an den Pocken darnieder gelegen haben, und von wunderbaren Heilungen dieser Krankheit durch heilige Män=ner. Solche finden sich z. B. in der Lebensbeschreibung des h. Ludger, Abts von Mimigad=vorde (Münster), des Bekehrers Wittekinds, welche von einem unbekannten Fries=länder, im neunten Jahrhunderte, verfaßt worden ist. Dieser sagt ausdrücklich, er wolle nicht alte Wunder erzäh=len, sondern solche, die seit der kürzesten Zeit, nämlich v. J. 864 an., sich zugetragen hätten [1]. Es sey ihm ein junges Mädchen aus Ballova oder Bellaheym zugeführt, welches durch die Krankheit der Variola, und zwar durch ein Leucom, auf einem Auge blind geworden sey, und im folgenden Jahre an demselben Uebel (?) auch das andere Auge eingebüßt habe. („Haec variolae infirmitatem incidens, unius oculi visum pustulis pupillam ob-ducentibus primo perdidit, deinde post revolutum anni circulum eodem morbo alterum quoque ocu-lum amisit.") Durch Anrufung des h. Ludger wurde

---

[1] De mirac. S. Ludgeri in Boll. Act. Sctor. Mart. T. III. 657. ff.

sie hergestellt. — Ein Mann aus dem Dorfe Bramseli oder Branzela, Namens Radbrand, war an dem Uebel, welches man Variola nennt, tödtlich krank, und lag bereits neun Tage unter großen Leiden und ohne Hoffnung darnieder. Sein ganzer Körper war voller Geschwüre und starrte von Eiterblasen. (infirmitate, quam variolam appellant, ad mortem usque aegrotabat — corpus totum ulceribus plenum, totum vesicis turgentibus horrebat). Er wurde auf den Weg, der zum Kloster des h. Ludger führt, niedergelegt, und gelobte hier, zu jener heiligen Stätte zu pilgern, worauf er wieder gesund wurde, so daß alles Volk über die Herstellung eines Kranken erstaunte, der kurz zuvor wegen der starken Geschwulst und der Menge der Pusteln kaum noch menschenähnlich gewesen war (in quo paullo ante, propter nimiam inflationem et pustularum densitatem, vivi hominis imago non agnoscebatur.). Unter anderen Blinden heilte der h. Ludger auch einen, der vor neun Jahren durch eine pustulöse Eruption das Gesicht verloren hatte (vesicis turgentibus oculorum spe penitus deprivatus). Diese Geschichte befindet sich unter den Nachrichten vom h. Ludger, welche Bernh. Rottendorf im zwölften Jahrhundert zusammengetragen hat; wann sie aber sich zugetragen, wird nicht angegeben.

Im Jahre 907 erkrankte Prinzessin Elfrida, die Tochter Alfred des Großen, und an Balduin den Kühnen, Grafen von Flandern, vermählt, an den Pocken, wurde aber wieder hergestellt. Diese Nachricht entlehnen Moore und Willan aus einer meteorologischen Chronik des Dr. Short, welcher seine Quelle nicht angegeben hat, und

die ich vergeblich gesucht habe. Moore schenkt ihr volles
Vertrauen, wogegen A. Smith, der Herausgeber der Abhandlung Willans, den Dr. Short der Leichtgläubigkeit
beschuldigt. — Im J. 938 lag Walter, der Sohn Ru-
dolphs, Statthalters von St. Omer, an der Krankheit,
quem medici Variolam vocant, schwer darnieder,
wurde aber durch Anrufung des h. Bertin und Gelübbe
geheilt [1]). Um Weihnachten des Jahrs 861 wurde Balduin, Sohn des Grafen Arnulf von Flandern, von der
Krankheit, welche die Aerzte Variolae oder Poccas nennen, ergriffen, und starb am Feste der Beschneidung des
folgenden Jahrs 862 [2]).

Eine andere Krankheitsgeschichte [3]) verdient besondere
Beachtung, da sie Zeugniß giebt, wie vertraut mit der
Krankheit, und wie glücklich in der Vorhersagung, die
Mönche von St. Gallen waren. Einer derselben, der
vorzüglich durch seine Kenntnisse sich auszeichnete, Notker
genannt, wurde zu dem plötzlich erkrankten Bischof Ka-
minalbus gerufen. Notker stillte ein anhaltendes Nasen-

---

1) Vita S. Bertini in Act. Sctor. Sept. T. II.
   p. 624.

2) Chronic. Sithiense (Bouq. T. IX. p. 79.) Fau-
   chet Antiquités françaises et gauloises. Paris
   1610. L. XII. ch. 15, wo Variola ohne Anstoß
   durch petite - vérole übersetzt wird.

3) Ekkehardi jun. de casibus Monast. S. Galli
   in Alemannia, c. 13. de Notkero medico. S.
   Rerum Aleman. script. ex bibl. Melch. Hai-
   mensfeldi Goldasti. Frcft. 1661. p. 53.

bluten, und sagte aus dem Geruche des Blutes (odora-
to cruore) den Ausbruch der Pocken (variolam mor-
bum) auf den nächsten dritten Tag vorher. Als Rami-
nalbus an jenem Tage von Notker verlangte, er möge die
hervorbrechenden Pusteln zurücktreiben, sagte dieser: „das
könnte ich wohl, will es aber nicht thun, denn ich würde
die Vorwürfe (karrinas) über deinen Tod nicht ertragen,
dem ich dich in die Arme liefere, wenn ich die Eruption
zurückhalte." Die endlich ausgebrochenen Pusteln heilte er
dann in kurzer Zeit so glücklich, daß kaum eine Narbe
zurückblieb (ut nec saltem de una [pustula] fuerit
signabilis). — Notker lebte zur Zeit Otto's I., und
starb i. J. 981 [1]). Wenn in dieser Zeit die Krankheit
in den Thälern der Schweiz so wohl gekannt war, wie
vielmehr mußte sie es dann nicht in den offenen Gegenden Teutschlands und Frankreichs seyn, und vorzüglich in
den Lehranstalten der Scoten in Irland, aus denen das
Kloster zu St. Gallen zuerst besetzt wurde.

Feuerpestilenz.

Endlich sind in den Kreis unserer Untersuchung noch
zwei Uebel zu ziehen, deren oftmals wiederkehrender epidemischer Herrschaft während des zehnten und eilften Jahrhunderts die Chroniken häufig gedenken. Das eine dersel-

---

1) Heppidani et Ekkehardi Annal. brev. rer. in
   Alemannia gest. (Goldast a. a. O. zu Anfange
   und S. 229.),

ben wüthete im erſten und vierten Decennio des eilften Jahrhunderts zu Rom und in mehreren Provinzen des griechiſchen Kaiſerreichs ſo heftig, daß die Ueberlebenden die Todten nicht mehr fortſchaffen konnten. Cedrenus und Baronius [1]) nennen es nur die Bräune, ohne die einzelnen Symptome umſtändlich aufzuführen; die allgemeine Verbreitung und die große Tödtlichkeit läßt aber auf eine Angina maligna, oder das Scharlachfieber ſchließen.

Das zweite Uebel iſt die ſogenannte Feuerpeſtilenz, welche faſt in allen Gegenden Frankreichs und den angränzenden Länder zu verſchiedenen Zeiten ſich blicken ließ, häufig wiederkehrte, und durch ungeheure Verheerungen ſich auszeichnete. Der Biograph des h. Genulf, ein ungenannter Benedictiner aus dem zehnten Jahrhundert, erzählt von ihr [2]): Im Jahre 994 wurde durch göttliche Fügung eine große Anzahl von Menſchen durch ein gewiſſes Feuer im Fleiſche oder der Haut (incendio carnis) in große Gefahr gebracht. Man hörte nicht allein die Kranken ſchmerzlich ſchreien, und ſahe von ihrem Körper gleich-

---

1) Cedr. a. a. O. S. 742. Ἐπεκράτησε δὲ καὶ ἔν τισι τῶν θεμάτων τὸ τῆς κυνάγχης νόσημα, ὡς ἀδυνατεῖν τοὺς ζῶντας εκφέρειν τοὺς τεθνεῶτας. Baron. Annal. eccles. Mogunt. 1611. Tom. XI. A. 1004. u. 1039.

2) Mirac. S. Genulphi in Boll. Act. Sctorum Jan. T. II. p. 107. — Historia Translationis S. Genulphi in Monast. Stradense, auct. anonym. saec. XI. in Act. SS. Ord. S. Benedict. P. II. Saec. 4. p. 234.

sam verbrannte Stücke abfließen, sondern verspürte auch
einen unerträglichen Geruch von der Verderbniß des Flei=
sches. Viele starben an der Krankheit, andere wurden
durch die Besprengung mit Weihwasser gerettet. — Ade=
mar von Chabanois sagt: Um diese Zeit (A. 994.) ent=
brannte die Feuerpestilenz im Limoisin (pestilentia ignis
exarsit); der ganze Körper unzähliger Menschen beider
Geschlechter wurden von einem unsichtbaren Feuer verzehrt;
diese Lues gravissima oder Plaga ignis entzündete die
Körper, und verzehrte sie durch Verbrennung; sie raffte
in Aquitanien über 40000 Menschen hin [1]). Auch im
J. 1085 herrschte diese Seuche im mittleren Frankreich [2]),
und im J. 1089 in Flandern; A. 1094 namentlich zu
Tournay. Nach Siegeberts Chronik war das Jahr 1089
ein Pestjahr, vorzüglich im westlichen Theile Lothringens,
wo viele, vom heiligen Feuer (sacro igne — — quam
igniariam vocabant pestem) innerlich ergriffen und
verfaulend, und mit zerfressenen kohlenschwarz gefärbten
Gliedern, elendiglich starben, oder, durch Exulceration der
Hände und Füße verstümmelt, das kümmerliche Leben be=
hielten; viele trugen auch Contracturen davon [3]). — Zu

1) Ademari Cabanensis Chronic. a. 994. (Bouq.
   T. X. p. 147.) Commemorationes Abb. Lemo-
   vicens. S. Martialis, auct. Adem. Cab. (Bouq.
   das. p. 318.)

2) Chronic. Turonéns. a. 1085. (Bouq. T. XII.
   p. 465.)

3) Siegeb. Gembl. Chronogr. A. 1089. (Pistor.
   T. I. p. 847.) Meyer Annal. rerum Flandr.

gleicher Zeit war unter dem Vieh eine große nicht näher
bezeichnete Seuche [1]). — Im J. 1094 fiel die Epidemie
von Neuem in Aquitanien ein, und wurde von den Chro=
nisten das Feuer unter der Haut genannt [iterata lùes
subcutanei ignis plebem Aquitanicam atrocissime
torrebat] [2]). In demselben Jahre herrschte auch, wahr=
scheinlich in den Rhein= und Moselgegenden, eine große
Pest, deren Symptome nicht angegeben werden [3]). Einer
abermaligen Epidemie des heiligen Feuers im J. 1109 ge=
denken Siegebert und Ordericus Vitalis [4]) (letzterer nennt
sie clades ignifera); und im J. 1128 und 1129 ver=
zehrte die Feuerkrankheit (morbus igneus, quem phy-
sici appellant sacrum ignem — invisibilis ignis —
ignis sacer et quaedam pestilentia phlegmatica —)

Antv. 1561. L. III. A. 1092 und 1095. Vgl.
Mezeray Abregé chronologique de l'histoire
de France, Amst. 1715. T. II. p. 156.

1) Chronic. Abb. Urspergens. (Boll. Act. Sct. Jan.
T. II. p. 158.)

2) Gaufridi Coen. Lemov. et Prior. Vosiens.
Chronic. de reb. in Gallia praes. gestis ad
an. 1094. (Bouq. T. XII. p. 427.)

3) Dodechini append. in Mariani Scot. Chron.
(Pist. T. I. p. 663.)

4) Chronogr. (Pist. T. I. p. 861.) Ord. Vit.
mon. Uticensis hist. eccles. L. XI. (Bouq. T.
XII. p. 708.)

die Glieder der Menschen ¹). Nach Anselm von Gemblours ²) wüthete in diesem Jahre eine große Pest unter dem Rindvieh, den Schweinen, Hirschen und Ziegen, und die Plaga ignis divini überzog Paris, Soissons, Cambray, und viele andere Städte und Gegenden. Die Kranken jedes Alters und Geschlechts wurden an den Füßen, den Händen, an der Brust, und, was schlimmer war, im Gesichte verbrannt (exuruntur), und starben schnell dahin. Zu Paris schenkte die h. Jungfrau an einem Tage von 105 Kranken hundert und dreien ihre Gesundheit wieder; zu Soissons heilte sie während dieser Epidemie viele Blinde und Gelähmte; auch eine Kranke, deren Nase, Lippen und Kinn das heilige Feuer verzehrt hatte; der Gestank und der schreckliche Anblick erschütterte alle, welchen die Kranke zu Gesicht kam; die genannten Theile wurden aber vollständig ersetzt, und das neue Fleisch war dem alten vollkommen ähnlich, beides nur durch eine schmale Narbe von einander getrennt.

In diesen Pestilenzen wurden vorzugsweise die h. Genovefa, der h. Martial, und vor allen der h. Anton um Hülfe angerufen, daher denn die Krankheit sehr bald den Namen Antonsfeuer erhielt. Sehr alte Hymnen preisen

1) Vita S. Genovefae (Boll. Act. Sctorum Jan. T. I. p. 151). — Chron. S. Petri Vivi Senon. — Chron. Turon. — Chron. S. Stephani Cadomensis. (Bouq. T. XII. p. 283. 470. 780.)

2) Anselmi Gembl. Chronic. A. 1129. (Pist. T. I. 952. ff.) Vgl. auch Mirac. S. Cornel. et Cypriani. (Act. Sctor. Sept. T IV. p. 775.)

11 *

ben h. Anton als Schutzpatron gegen die Pest, das heilige
Feuer, und den Herpes esthiomenus; und Peter Rainer
erzählt [1]: ein Gotteslästerer sey von dem heil. Feuer, wel=
ches man St. Antonsfeuer nenne, ergriffen worden, über den
ganzen Körper versengt oder verbrannt (toto corpore
ustulatur), und unter großen Qualen gestorben. — Die
Seuche des heil. Feuers bei den Thieren wurde Pusula
genannt, oder mit der Pusula der Thiere verglichen [2].

Dieses ist alles, was über die Natur und die Symp=
tome dieser furchtbaren und häufig wiederkehrenden Seuche,
aus den Chroniken sich schöpfen läßt. Ich stehe nicht an,
unter der Feuerpestilenz in vielen Fällen bösartige
schwarze und confluirende Pocken zu vermuthen, und finde
in dieser Meinung eine unerwartete Stütze an Moore [3].
Da die Pocken unzweifelhaft bereits im zehnten und zwölf=
ten Jahrhunderte in Frankreich einheimisch waren, so kann
man nichts anderes erwarten, als daß sie in dieser Zeit
mehreremale in großen Epidemien die Bevölkerung lichte=
ten. Wirklich finden wir einer eilfmaligen Herrschaft der
Pest in Frankreich im neunten Jahrhundert, und einer
siebenmaligen im zehnten Saeculo von den Chronisten ge=
dacht; zuweilen als Pestis inguinaria, zuweilen als
Feuerpest, zuweilen als Pestis oder Morbus pustularum,
und häufig auch ohne alle Angabe ihres Wesens. Sicher=

_____

1) De sacello et de mir. S. Antonii. (Boll.
Act. Sctor. Jan. T. II. p. 158.)
2) Act. Sctrum. a. a. O. S. 156.
3) A. a. O. S. 81.

lich waren unter diesen Pestilenzen, Pocken = und Masern=
epidemien, die noch in viel späteren Zeiten zu der Pest ge=
rechnet wurden. So sagt u. a. ein Arzt des sechszehnten
Jahrhunderts, Laur. Joubert [1]): „In der Pest brechen ge=
wöhnlich Papulae oder Geschwülste aus, und zwar Petechiae pulicares, Variolae, Morbilli, Exantheme von
der Gestalt und Farbe der Rosenblätter (Gentilis von Fo=
ligno nennt diese titie), Rothlauf, Karbunkeln, und Bu=
bonen.“ — Unter den Eigenheiten der Feuerpest sind aber
mehrere, die mit denen der bösartigen Variola übereinstim=
men; die ganz allgemeine Verbreitung, die große Tödtlich=
keit, die schmerzhaft brennenden Gefühle und die schwarze
Farbe der Oberfläche; woher dann die Vergleichung mit
einem Feuer unter der Haut und mit Verbrennungen.
Konstantin von Afrika gebraucht bei der Bezeichnung der
schwarzen Pocken dasselbe Bild: nigra sicut ignis incendia [2]) — und mehrere ähnliche Vergleichungen habe
ich schon an anderen Stellen nachzuweisen Gelegenheit ge=
habt. Die angedeutete Ulceration und das Zerfließen der
weichen Theile [3]) verbreitete einen unerträglichen Gestank;

----

1) De peste. Lugd. B. 1582. c. 6.

2) Loc. com. L. VIII. c. 14.

3) „Carnis“ welcher Ausdruck bei lateinischen Schrift=
stellern jener Zeiten, selbst bei arabistischen Aerzten, auch
die Haut mit begreift. So sagt z. B. Bern. Gordon
(Lilium medic. Venet. 1496. P. I. c. 12.):
Variolae et morbilli sunt quasi quaedam apo-
stemata seu pustulae parvae, sere supra to-

unter den Ausbruchsstellen werden vorzugsweise das Ge=
sicht, die Brust, die Hände und Füße genannt; aber meh=
rere Nachrichten geben ausdrücklich an, was nicht zu über=
sehen: das Feuer habe die ganze Oberfläche des Körpers
verbrannt. Mehrere Kranke behielten, wie es scheint, nach
überstandener Krankheit Blindheit (Anselm), und Contrac=
turen: multi nervorum contractione distorti (Sie=
gebert). Schnurrer, der überhaupt ein ungetreues Bild
der Krankheit aus Mezeray aufgenommen hat, macht frei=
lich aus jenen Worten „Krämpfe, wunderbare Verdrehun=
gen der Glieder, Ekstasen, und dem Somnambulismus
ähnliche Zufälle [1]).“ — Wie ferner während der Herr=
schaft der Menschenpocken auch unter den zahmen und wil=
den Thieren öfters Seuchen beobachtet werden, so war die=
ses auch während der Feuerpest der Fall.

Wenn wir nun bei den wenigen und schlechten medi=
cinischen Schriftstellern jener Zeit Nachrichten über diese
Epidemien in Frankreich und Deutschland suchen, so
bleibt unsere Mühe gänzlich unbelohnt. Was aber die
Namen der Krankheit, Ignis sacer und Ignis S. An=
tonii betrifft, so geben auch über diese die Latinobarba=
ren wenig Aufklärung; den Ignis S. Antonii kennen sie
nicht, und Ignis sacer ist z. B. bei Konstantin von
Afrika eine böse Art der Variola, und steht an einer
Stelle, ohne beschrieben zu werden, unter den Hautkrank=

---

tam carnem apparentia — —   Vergl. Hensler
v. abendl. Ausf. S. 295. Anm.

[1] A. a. D. S. 218.

heiten, mit der Variola, getrennt vom Eryſipelas, aufge=
zählt [1]) — bei Gariopontus aber, welcher der Pocken und
Maſern gar nicht gedenkt, iſt Ignis sacer der Roth=
lauf [2]). Bei Kophon, Nicolaus (dem Salernitaner), Pe=
ter von Abano und Johann von St. Amand kommt der
letztere Name gar nicht vor. Von den Aerzten der ſpäte=
ren Jahrhunderte führen nur wenige, wie Valescus von
Taranta [3]), Manardus [4]), Guy von Chauliac [5]), Hans
von Gersdorf [6]), Tagault [7]), Foreſt [8]) und Muſitanus [9]),
den Ignis S. Antonii oder S. Martialis, als zu ihrer
Zeit nur noch bei dem Volke gebräuchliche Benennungen,
an, und erklären ihn für Gangrän und Sphacelus, ins=
beſondere aber für den Eſthiomenus; der Sacer ignis
bedeutet faſt bei allen, wie bei den Neueren, den Roth=

---

1) Loc. com. L. VIII. c. 9. 10. 14. — De morb.
   cogn. et cur. L. VII. c. 15.

2) De morb. caus. accid. et curat. Basil 1536.
   L. V. c. 31.

3) Philonium chir. ed. Beyer. Fcoft. 1599. c. 4.
   et 5. p. 626.

4) Epistol. medic. Basil. 1549. L. VII.

5) Chirurg. magna. Ven. 1546. Tr. VI.

6) Feldtbuch der Wundarztney. Strasb. 1528. S. 78.

7) Institut. chirurg. Venet. 1544. L. I. p. 50.

8) Observat. chirurg. L. B. 1589. L. II. Schol.
   ad obs. 4.

9) Chirurgia. Colon. 1698. Tom. I. p. 45. u. 63.

lauf; nur bei Lanfranc[1]), Peter von Argelata[2]) und
Fabriz von Aquapendente[3]) pustulöse Eruptionen, Esthio=
menus, brandige Geschwüre und Karbunkeln[4]). Der
Name Herpes esthiomenus bezeichnet bei Galen[5]) eine
pustulöse Eruption, die stark ulcerirt, oberflächlich immer
weiter um sich frißt, und von Rothlauf, Karbunkel,
Phlegmone u. s. w. durchaus verschieden ist; bei den Ara=
bern[6]) bald ein Geschwür von schlechter Farbe, welches
im Umfange schnell um sich greift, bald eine pustulöse
und ulceröse Hautaffection; bei den besseren Schriftstellern
des 15ten und 16ten Jahrhunderts, z. B. bei Forest,
Leonh. Fuchs[7]) u. a., eine pustulöse und eiternde weit
um sich greifende Eruption, dem Erysipelas pustulosum
verwandt, aber mit diesem nicht ganz von gleicher Art,
da sie nur die Haut ergreift.

Wir sehen hieraus, daß der Name Ignis S. Antonii überhaupt eine unbestimmte Bedeutung hat, daß er
häufig für brandige und fressende Geschwüre gebraucht

---

1) Kleine Chirurgie. Straßb. 1528. Cap. 11.

2) Chirurgia. Venet. 1531. L. I. c. 1. 3. 9.

3) Opp. chirurg. Patav. 1666. L. I. c. 12.

4) S. auch Symphor. Champier bei Gruner (antiq.
p. 50.)

5) Ad Glauconem. L. II. c. 1.

6) Rasis Division. c. 134. — Avicen. Canon. L.
IV. fen. 3. tract. 1. c. 6 — 16.

7) Paradox. medic. Basil. 1535. L. II. c. 18.

seyn wird, aber auch den Begriff einer pustulösen und
eiternden Hauteruption keineswegs ausschließt. Die in
unseren Zeiten allgemeiner angenommene Meinung [1]) geht
dahin; daß unter den alten Benennungen heiliges und
Antonsfeuer ein pustulöses und leicht in Brand übergehen=
des Erysipelas verstanden werden müsse. Auf ein solches
paßt allerdings ein großer Theil der in den Chroniken an=
gegebenen Umstände, und manches späterhin sporadisch
vorgekommene sogenannte Antonsfeuer ist gewiß nur ein
Rothlauf der bezeichneten Art gewesen; ein Gleiches läßt
sich aber von jener epidemischen, häufig wiederkehrenden
und vielleicht contagiösen Feuerpest, welche in einer ein=
zigen Provinz 40000 Menschen hinrafft, nicht annehmen.
Weder in früheren, noch in späteren Zeiten ist jemals ein
solcher epidemischer Rothlauf beobachtet. Wir dürfen da=
her mit ziemlicher Gewißheit vermuthen, daß in jenen
Zeiten das Volk und die Mönche, (die aus ihrem Caelius
Aurel. eine Kenntniß der Pocken, Masern, und des Ery=
sipelas nicht schöpfen konnten) den Rothlauf, besonders
den exulcerirten, von den Pocken und Masern nicht we=
sentlich verschieden hielten, und diese Krankheiten, sie
mochten epidemisch oder sporadisch vorkommen, mit dem

---

1) Denn die von Hensler (Gesch. des abendl. Aussatzes
   S. 213.) geäußerte, daß das Antonsfeuer wahrschein=
   lich ein bösartiges Scharlachfieber gewesen sey, stimmt
   zu wenig mit den Beschreibungen der Chronisten über=
   ein. Bateman (a. a. O. S. 134.) stellt es mit der
   Kriebelkrankheit zusammen, und meint, es sey a se-
   vere land-scurvy gewesen (??)

gemeinschaftlichen Namen des Feuers oder des heil. Feuers belegten. Von dieser Ansicht entfernen sich sogar die Aerzte späterer Jahrhunderte nicht; unter vielen anderen nenne ich nur Franz von Piemont, Fernel, Laur. Joubert, Jul. Paulmier, Sennert und Forest [1]), welche die Pocken, die Masern, und den Rothlauf in eine Klasse mit der Pest, oder den Hautkrankheiten, Entzündungen und Geschwüren aller Art stellen, und in neueren Zeiten reden Sydenham [2]) und Fr. Hoffmann [3]), durchaus ohne Beziehung auf einen epidemischen Rothlauf oder das epidemische Antonsfeuer, von einer großen Verwandtschaft zwischen dem das Erysipelas begleitenden Fieber und der Febris pestilens.

---

1) Franc. Pedem. de febr. Part. I. sum. 2. c. 6, u. de apostem. (Mesues Opp. Ven. 1562.) — Fernelii de morb. univers. et particul. L. IV. c. 20, u. de, abdit. rer. caus. L. II. c. 12. (Opp. ed. Heurnius. Traj. ad Rh. 1651.) — Joubert und Forest a. a. O. — Jul. Palmarii Constant. de morb. contag. L. Par. 1578. — Sennerti Medic. pract. Wittenb. 1636. L. VI. c. 5. — Vgl. auch von den älteren Johann von Gabdesden, Guy von Chauliac, Gentilis von Foligno, Peter den Spanier und Joh. Salicetus in Gruners Fragm. med. Arabistarum de var. et morb. Jenae 1790.

2) Obs. med. c. morb. ac. hist. et cur. Sect. II. c. 2.

3) Medic. ration. Hal. 1739. T. IV. P. 1. Sect. 1. c. 13.

*   *
*

Seit dem fünften Jahrhundert bis zum zwölften, finden sich also in den Geschichtsbüchern häufige Nachrichten von Pockenepidemien im westlichen und nördlichen Europa, in welchen der Krankheit mehrere verschiedene Namen beigelegt werden. Daß sie in den meisten Fällen Pustulae und Pusulae, auch wohl Pustellae, Pestullae, und Forstullae, und nur selten Variola genannt wird, darf, obgleich letzterer Ausdruck schon sehr früh vorkommt, durchaus nicht befremden, wenn wir ihm in den nächstfolgenden Jahrhunderten eben so selten begegnen. In den Geschichtsbüchern und Legenden aus dem dreizehnten und vierzehnten Jahrhundert kommt er nur viermal vor (statt seiner Picota, Morbus varicus, Pustularum morbus oder Pestis pustularum [1])] als Variolus [2]), Veyrola [3]), Vayrorae [4]) und Vario-

---

1) S. du Fresne's Glossarium, fast jeden Band der Acta Sctorum, der Act. Ord. Bened.; und die oben S. 135. genannten Chroniken.

2) — ob variolum amiserat lumen oculorum. Mirac. b. Jacobi Philippi († 1433) cap. 3o. (Hensch. Act. Sctor. Maj. T. VI. p. 171,)

3) — macula in oculo — post infirmitatem, quae vocatur Veyrola. Process. de vita et mir. S. Yvonis, c. 15. (geschrieben A. 1330. Act. Sctor. Maj. T. IV. p. 572.)

4) Caecitas propter multitudinem vayrorarum. Act. S. Francae (geschrieben A. 1326 von Bertram

lae [1]); und erst seit dieser Zeit wird er, nachdem Kon=
stantin sich seiner zuerst in medicinischen Schriften bedient
hatte, bei den Aerzten gebräuchlicher. Aber auch bei die=
sen findet man ihn öfters verdorben z. B. als Variala
(Guy v. Chaul.), oder statt seiner Pustulae (Guy),
Pustulae in facie (Roland v. Parma), Pustulae in
toto corpore (Bern. Gordon), Exanthemata (Fernel);
und für die Masern Sturolae, Scurolae (Michael.
Scot.), Sofersa, Ferse (bei der Mailänder Schule),
Ecthymatha (Fernel) u. s. w. Montagnana nennt so=
gar dem Aussatze angehörende Flecke und Pusteln oder Pa=
puln Morbillus und Variola [2]) — ein Beweis, daß die
Namen Variolae und Morbilli damals noch nicht das
Bürgerrecht erlangt hatten.

Reolbus) cap. 46. (Act. Sctor. April. T. III. p.
395.)

1) Joncelinus — signis variolarum impressus. —
Bern. Thesaurarii (lebte im Anfange des 14ten
Jahrh.) liber de acquisitione Terrae Sanctae
cap. 127. (Muratori scriptor. rer. Italic. Mediol. 1726. T. VII. p. 767.)

2) Consilia med. Venet. 1566. Cons. 301.

Ziehen wir jetzt die Summe der Data, welche unfere Unterfuchung geliefert hat:

1) Die erfte Erfcheinung der Pocken und Mafern im J. 572 in der damals bekannten Welt ift bisher noch nicht genügend bewiefen.

2) In der jüdifchen Gefchichte kommen puftulöfe Exantheme als Peftilenz oder Epidemie vor.

3) In China, Japan, und Hindoftan waren die Pocken fehr lange vor dem Anfange der chriftlichen Zeitrechnung einheimifch.

4) Hippocrates giebt kurze Nachrichten von epidemifch herrfchenden, über den ganzen Körper verbreiteten, puftulöfen und papulöfen Exanthemen, welche tödtlich werden können, und unter der gleichfam verbrannten Haut Hitze und Jucken erregen; von Fiebern mit puftulöfer Eruption, welche einen fürchterlichen Anblick gewähren, u. m. dgl.

5) Thucydides befchreibt eine große fehr tödtliche Epidemie, in welcher, außer allgemeineren Zufällen, die auch anderen Krankheiten eigen find, eine Eruption von Pufteln und Gefchwüren auf der ganzen Oberfläche fich zeigte. Die Krankheit ging allmählig vom Kopfe zu den Extremitäten hinab, hatte im Anfange Augenentzündung zur Begleiterin, und öfters Blindheit zur Folge.

6) Bei den römifchen Gefchichtfchreibern gefchieht öftere Erwähnung von Peftilenzen, die befonders Kindern gefährlich wurden; und von Epidemien mit einem Ausbruche von Pufteln, deren eine mit der Athenienfifchen gleichzeitig war.

7) Philo erzählt von einem acuten Ausbruche von Pufteln und Gefchwüren über den ganzen Körper, der fich all-

mählig verbreitete, mit Fieber und Hitze verbunden, und sehr quälend war.

8) Rufus nennt unter den Zufällen pestilenter Krank-heiten anthraxähnliche Geschwüre am ganzen Körper, im Gesichte und den Tonsillen.

9) Herodot beschreibt fünf Arten fieberhafter Exanthe-me, nämlich drei leichtere pustulöse und papulöse Ausschläge; die Petechien; und eine pustulöse eiternde den Anthrakes einigermaßen verwandte Eruption, bei der das Fieber be-sonders heftig und bösartig ist, und die überhaupt viele den Pocken eigene Erscheinungen darbietet.

10) Galen redet von mehreren großen und tödtlichen, der athenensischen sehr ähnlichen Epidemien, mit allge-meineren Symptomen der Pocken und Masern, und mit papulösen und eiternden, zuweilen schwärzlichen Ausschlä-gen, welche entweder mit schuppenähnlicher Desquamation, oder mit Borkenbildung, mehrere Tage nach dem Aufhö-ren des Fiebers, endigten.

11) Einer Pest, die durch Inoculation mit inficirten Nadeln fortgepflanzt werden konnte, gedenkt Dio Cassius.

12) Eusebius, Cedrenus und Nicephorus erwähnen unter den Symptomen großer Pestilenzen auch einer bös-artigen, übelriechenden, über den ganzen Körper allmählig sich verbreitenden Ulceration. Diese ergriff auch die Au-gen, so daß viele Tausende erblindeten.

13) Evagrius und Procop beschreiben eine Pestepide-mie, in welcher außer den Symptomen der Bubonenpest, auch Erscheinungen der Pocken und des Scharlachfiebers vorkommen; nämlich: Beginn der Krankheit am Kopfe, Augenentzündung, Halsaffection, und pustulöse eiternde

Eruption. Diese Epidemie herrschte gleichzeitig mit der angeblich ersten Pockenepidemie in Arabien.

14) Die griechischen und römischen Aerzte betrachten überhaupt die Pocken Masern, Petechien, Nesseln, Friesel u. s. w. als zufällige, keine besondere Beachtung verdienende Symptome verschiedenartiger, besonders pestilenter Fieber, aber niemals als Krankheiten von eigenthümlichem Wesen und Charakter. Die confluirenden und schwarzen Pocken rechnen sie bald zum Anthrargeschlecht, bald vergleichen sie dieselben mit diesem Uebel.

15) Gregor von Tours giebt Nachricht von einer großen Epidemie, welche besonders Kindern tödtlich wurde. Die Kranken litten hauptsächlich an Fieber, gastrischen Beschwerden, Lendenschmerzen, und einer die Zufälle erleichternden Eruption weißer und stark gefüllter Pusteln über den ganzen Körper, welche an den unteren Extremitäten zuletzt erschienen, auch stark eiterten; die Augen waren verschwollen, die Leichname mit schwarzen Borken bedeckt. Er nennt die Krankheit am öftersten Pusulae malae.

16) Marius von Avenches erwähnt einer Epidemie der Variola, die, gleich denen bei Gregor, im sechsten Jahrhunderte herrschte.

17) Der h. Nicasius überstand, wahrscheinlich im Anfange des fünften Jahrhunderts, die sogenannte minuta variola.

18) Im siebenten Jahrh. herrschten in Frankreich und Italien epidemische Halsübel und pustulöse Ausschlagskrankheiten, welche die an den letzteren Gestorbenen sehr entstellten.

19) In Brittannien und Irland waren im siebenten und achten Jahrhunderte Epidemien gefährlicher pustulöser Eruptionen nicht selten.

20) Im neunten und zehnten Jahrhunderte herrschten töbtliche contagiöse catarrhalische Uebel (wahrscheinlich Masern), und eine ansteckende Krankheit, welche mit confluirenden Pocken einiges gemein hat. Es haben sich aus dieser Zeit angelsächsische und lateinische Exorcismen gegen die Poccas und die Variolae, und viele Nachrichten von angesehenen Personen, die an der Variola krank lagen, und von wunderbaren Heilungen dieser Krankheit, erhalten. Die Mönche von St. Gallen kannten die Krankheit ziemlich genau, und der Name Variola wurde schon häufiger gebraucht.

21) Im zehnten, eilften und zwölften Saeculo war ein epidemisches gefährliches Halsübel sehr verbreitet; der Morbus pustularum wurde häufig beobachtet; und ein epidemisches, öfters wiederkehrendes äußerliches Uebel überzog ausgedehnte Landstrecken, und raffte viele Menschen hin. Dieses acute Uebel bestand in einer stinkenden Ulceration, die nach einzelnen Angaben, über den ganzen Körper sich verbreitete, welcher wie verbrannt erschien; es ließ bedeutende Nachkrankheiten zurück, und unter diesen, wie es scheint, auch Blindheit. Die gewöhnliche Benennung für dieses Uebel war Feuerpestilenz und Ignis subcutaneus, späterhin auch heiliges und Antonsfeuer; es kann aber, trotz des letzteren Namens, ein Erysipelas nicht gewesen seyn.

22) Die Unvollständigkeit der Beschreibungen, und der Mangel eines allgemein gebräuchlichen Eigennamens der Pocken und Masern, der sich nur bei den Arabern, und erst vom vierzehnten Jahrhundert an bei den lateinischen Schriftstellern bleibend und ausschließlich findet, ist leicht zu entschuldigen, und entkräftet die historischen Zeugnisse nicht

nicht, die auf den Symptomen der epidemischen Uebel, und nicht auf ihren Benennungen ruhen. —

Das endliche Resultat unserer Untersuchung bietet uns sonach gegen den einzigen negativen Grund der Partei, welche die uralte Existenz der Pocken und Masern läugnet — gegen den des Mangels einer Beschreibung dieser Exantheme in den Schriften der älteren griechischen und römischen Aerzte — zwei eben so triftige negative, und einen positiven Grund dar, nämlich:

1) Noch weniger klar und umfassend, als von den älteren griechischen Aerzten (die wenigstens einige, zwar unvollständige, jedoch deutliche Schilderungen der genannten Krankheiten hinterlassen haben), werden dieselben von den jüngeren Griechen des siebenten bis eilften Jahrhunderts beschrieben, selbst nicht von dem angesehensten unter diesen, von Paul, der später als Aaron in Gegenden lebte, in welche die Pocken und Masern damals schon eingedrungen waren, und in welchen Aaron sie als keineswegs im Rufe des neuen Ursprungs stehende Uebel kennen gelernt hatte. Erst vom zwölften Jahrhundert an finden sich vollständigere von neueren griechischen Aerzten verfaßte Abhandlungen von der Pocken- und Masernkrankheit.

2) Masudi, und nach ihm Ebn Doreid, sind die einzigen, welche die erste Erscheinung der Pocken und Masern im Elephantenkriege, und auch dann nur in Arabien zum erstenmale, angeben; aber durchaus kein Arzt oder Geschichtschreiber, weder des Alterthums noch des Mittelalters, sagt aus, daß diese Krankheiten neu entstanden und früher unbekannt gewesen; Aerzte des sechszehnten Jahrhunderts waren die ersten, welche mit einer solchen Be-

hauptung hervortraten. Wie ganz anders war es, als am
Ende des funfzehnten, und im Anfange des sechszehnten
Jahrhunderts die Lustseuche verheerend um sich griff! Die
meisten Aerzte dieser und späterer Zeit, und alle Chronisten
fast ohne Ausnahme, versichern ausdrücklich, dieses Uebel
sey damals neu und früher unerhört gewesen. Wenn nun,
trotz dieser damals allgemein verbreiteten Meinung, die
Lustseuche schon früher existirt hat, und Astruc und Gir=
tanner von Sanchez, Hensler und Sprengel gründlich und
vollständig widerlegt worden sind [1]: so können wir mit
der größten Wahrscheinlichkeit annehmen, daß einer oder
der andere unserer alten Schriftsteller, dem einzelne Fälle
oder Epidemien der Pocken und Masern vorkamen, diese
Krankheiten für neue ausgegeben haben würde, wenn er
selbst solchen Glauben gehabt, oder ihm bei seinen Zeitge=
nossen Eingang zu verschaffen hätte hoffen dürfen. So et=
was kommt aber Keinem in den Sinn; sie sprechen alle
schlechthin von der Variola, wie von einem ganz gewöhn=
lichen und allgemein bekannten Uebel.

3) Der positive Grund ruhet auf den zahlreichen
schriftlichen Zeugnissen, welche ich auf den vorhergehenden
Seiten zusammengestellt habe, und in welchen die unver=
kennbarsten Spuren der Pocken = und Masernkrankheit,
vorzüglich als ausdrückliche Angaben ihrer bezeichnendsten
Symptome, vom Anfange der Geschichte an, bis zum

---

1) Nach A. Smith war auch Willan in der letzten Zeit
seines Lebens damit beschäftigt, die Beweise für die frü=
here Existenz der Lustseuche zu sammeln. (Willan a.
a. O. S. 87.)

zwölften Jahrhunderte hin, sich verfolgen laſſen. Was dieſen Documenten an Vollſtändigkeit und Beſtimmtheit mehr oder weniger abgeht, habe ich in der kritiſchen Würdigung der einzelnen ſelbſt nachgewieſen, und die Urſachen und Entſchuldigungsgründe ihrer theilweiſen Mangelhaftigkeit anzugeben mich bemüht. Die ganze Summe dieſer Zeugniſſe bleibt immer ſtark genug, die allgemeineren Einwürfe der Gegner auszuhalten, die ich zum Ueberfluſſe ihnen noch einmal entgegenſtellen werde; und, da dieſe Einwürfe von Werlhof beſonders treffend und wohlgeordnet vorgetragen ſind, ſo wähle ich ihn zum Wortführer.

Werlhof behauptet: die Pocken, ſo wie ſie jetzt ſind, haben bei den alten Griechen und Römern nicht exiſtirt, oder ſie haben ein anderes Anſehen, andere Kennzeichen, ein anderes Weſen gehabt; ſo daß ſie, wenn dieſes ſich ſo verhält, kaum, oder gar nicht, für dieſelbe Krankheit, wie die Pocken unſerer Zeit ſind, gehalten werden können. Denn es ſcheine faſt unmöglich daß Hippocrates, Celſus, Aretaeus, Galen, Caelius, Aetius, Alexander und die übrigen, nicht eine ſorgfältige, bezeichnende und zuſammenhängende Geſchichte der Krankheit, mit Angabe ihrer vorzüglichſten Symptome, nachgelaſſen haben ſollten.

Hier verlangt Werlhof von der Beſchreibung einer einzelnen Krankheit eine Vollſtändigkeit, wie wir ſie auch in den Schilderungen anderer Uebel, deren jüngeren Urſprung deſſenungeachtet Niemand zu behaupten gewagt hat, in den mediciniſchen Schriften der Alten vermiſſen. In dieſen müſſen wir die Pocken und Maſern unter den Hautkrankheiten, und unter den epidemiſchen und contagiöſen Fiebern, den ſogenannten Peſtilenzen ſuchen; und da

finden wir bei Celſus, Plinius, Scribonius Largus, Ori=
baſius, Aetius, Paul von Aegina, Marcellus Empiricus,
Nicolaus Myrepſicus und Actuar, allerlei puſtulöſe, papu=
löſe und ulceröſe Eruptionen unter den Benennungen Pustulae, Papulae, ἐξανϑήματα, ἐξανϑ. ἀνϑρακώδεα,
φλύκταιναι ἑλκώδεις, u. ſ. w., ſehr ſelten beſchrie=
ben, häufig nur bei Gelegenheit eines Medicaments ge=
nannt; und zwar zuweilen ohne Angabe ihres acuten oder
chroniſchen Verlaufs, zuweilen als Kinderkrankheiten, zu=
weilen als Symptome nicht näher bezeichneter Fieber; je=
desmal aber getrennt von Herpes, Scabies, Lepra und den
anderen chroniſchen Hautaffectionen. Die ganze Doctrin
der Alten von Hautkrankheiten iſt keineswegs ſo klar und
beſtimmt, wie ſie Werlhof von den Pocken verlangt, und
hat von jeher reichlichen Spielraum zu Vermuthungen und
verſchiedenartigen Auslegungen dargeboten, unter denen
auch eine Deutung auf mildere Variola und Varicelle
Platz finden muß. Aretaeus und Alexander, (die über=
haupt nicht alle Krankheiten des Menſchen abhandeln, ſon=
dern nur die, welche ſie am beſten kannten), und Caelius
Aurel. (in deſſen allerdings vollſtändigeren Werken auch
noch viele Uebel fehlen, und deſſen Fieberlehre vorzüglich
mangelhaft iſt), beſchreiben nicht eine einzige acute oder
chroniſche Hautkrankheit, Elephantiasis und Phthiriasis
ausgenommen, und bezeichnen die Exantheme nur beiläufig
als oberflächliche, röthliche und rauhe Hauteulcerationen.
Was die Febris pestilens betrifft, ſo lehrt Celſus nur
Vorbauungsregeln und eine Behandlung kennen, die haupt=
ſächlich in Blutentziehung, und bei zarteren Kindern in Ent=
ziehung der Nahrung, in Brechmitteln, Bädern, Waſchun=

gen mit Wasser und Oel, und in leichter Bedeckung besteht;
von den Symptomen werden nur allgemeine und unbe=
stimmte des Fiebers, Hitze, Durst, gastrische Beschwerden,
und Hüsteln angegeben; aber weder Bubonen, Karbunkeln,
Petechien, Friesel, noch auch Pocken oder Masern. Man
erfährt also nicht, welcher Art seine Febris pestilens eigent=
lich ist; und überdieß muß man sehr vorsichtig verfahren, will
man aus dem, was Celsus gesagt, oder nicht gesagt hat,
Folgerungen ziehen, da es ihm an eigener Anschauung fehlt,
und er seine Quellen nicht selten mißverstanden hat. Are=
taeus und Alexander erwähnen der pestilenten Fieber gar
nicht; Caelius wiederholt nur des Asclepiades Rath, die
Kranken erbrechen und baden zu lassen; Aetius und Paul
schreiben das Fragment des Rufus (s. oben S. 68) nach,
und loben nach Galen den Bolus, ohne Eigenes hinzuzufü=
gen; und Nicolaus giebt ein Antidot für λοιμωττόντες: kei=
nes von allen diesen hat aber eigene Beobachtungen über die
Pestilenz gemacht. Von der größeren Zahl der von Werlhof
genannten Schriftsteller, deren Werke überdieß großentheils
unschmackhafte Compilationen, und nicht vollständig und un=
verstümmelt auf uns gekommen sind, können wir also auch
über die Pocken und Masern keine „sorgfältige und wohlge=
ordnete" Abhandlungen erwarten; was aber Hippocrates,
Galen, Herodot beim Aetius, und alle die andern oben
dargestellten historischen Zeugnisse, von denen Werlhof sehr
viele noch nicht kannte, oder wenigstens nicht berücksichtigt
hat, an skizzirten Beschreibungen dieser Uebel enthalten,
will er als solche nicht anerkennen — weil er einen zu gro=
ßen kritischen Maßstab an sie legt; er macht Forderungen,
welche auch die Araber, vorzüglich die älteren unter die=

fen, nicht erfüllen [1]), Er vermißt nämlich in jenen Be=
schreibungen:

1) Die Nothwendigkeit, nach welcher fast alle Menschen,
und nur einmal in ihrem Leben, die Krankheit überstehen
müssen.

Dieses Gesetz wurde erst weit später erkannt; alle Ara=
ber, und die meisten Arabisten, stimmen für die mehrmalige
Wiederkehr der Pocken. Uebrigens erleidet es Ausnahmen,
deren numerisches Verhältniß noch nicht ausgemittelt ist,
und die vielleicht in der Beschränkung der zu Anfange dieser
Blätter aufgestellten Theorie ihren Grund haben, daß die
Tilgung der Pockenanlage unbemerkt, oder auf anderem We=
ge, als durch die ächten Menschenpocken, zu Stande kom=
men kann, und in seltenen Fällen die Anlage nicht so voll=
ständig vernichtet zu seyn scheint, um einen zweiten Anfall
der Krankheit zu verhindern. — In einigen unserer Beweis=

---

1) Wir bemerken bei mehreren scharfsinnigen Schriftstellern
über vorliegenden Gegenstand, daß sie in einigen Fällen
äußerst streng in ihren Anforderungen, in anderen sehr
leicht zu befriedigen sind, ganz wie es eben für ihre An=
sichten vortheilhaft ist. So will z. B. Moore, welcher
die Verbreitung der Pocken in Frankreich, als Folge der
Einfälle der Araber im achten Jahrhundert, ohne direc=
ten Beweis annimmt, den Ausbruck Variola, wo er in
Nachrichten aus dem sechsten Jahrhundert vorkommt,
nicht gelten lassen, sondern erst in den aus dem neunten
und zehnten Jahrhunderte; so erkennt er unbedenklich
die Feuerpestilenz des 10ten — 12ten Jahrhunderts für
Pocken, aber nicht die unendlich deutlicheren Beschreibun=
gen derselben als Pusulae malae bei Gregor von Tours.

stellen haben wir aber wirklich die bestimmte Angabe gefun=
den, daß diese oder jene Pestilenz, die vermuthlich eine Pok=
kenepidemie war, die Kranken nur einmal befallen habe.
(Thuc., Evagr., Niceph.)

2) Die häufige Wiederkehr der Epidemien.

Ueber diese wird man im Alterthume nicht immer Buch
geführt haben; mehrere der großen Seuchen mit Sympto=
men der Variola kehrten aber wirklich zu gewissen Zeiten wie=
der (die Justinianische zeigte sich zu Antiochien binnen funf=
zig Jahren viermal), wenn sie auch nicht, wie ehemals die
Pocken in Deutschland, einen sieben = oder fünfjährigen Um=
lauf hielten; von welcher Regel Werlhof selbst Ausnahmen
anführt [1]). Da die großen Pockenepidemien jener Zeiten
wahrscheinlich sehr allgemein verbreitet und bösartig waren,
so mußten sie nothwendig seltenere Einfälle machen. In
manchen Gegenden, in denen sie unzweifelhaft seit vielen
Jahrhunderten einheimisch sind, schienen sie eine oder meh=
rere Generationen hindurch sich gar nicht zu zeigen, so daß
sie, wenn sie einstens allgemein sich verbreiteten, für eine
neue Krankheit gehalten wurden. Dieser Fall trat z. B. im
sechszehnten und siebenzehnten Jahrhunderte in Ostindien ein,
wohin man die Pocken durch die Portugiesen und Holländer
verschleppt glaubte, und die Krankheit für neu und früher
unbekannt ansah (Moore S. 37. Scuderi Th. I. S. 79);—

---

[1]) Auf Minorka war vom Jahre 1725 bis 1742 nicht ein
einziger Pockenkranker; in Boston zeigte sich das Uebel
öfters binnen neunzehn bis zweiundzwanzig Jahren nicht.
S. Haygarths Unters. wie den Blattern zuvorzukommen
sey, übers. v. Cappel. Leipz. 1786. S. 7. u. 8.

und vielleicht hat es gar mit den späteren Verheerungen
der Pocken in Westindien und Meriko, auf den Südseeinseln,
unter den Eskimos und Grönländern, die von Europa aus=
gingen, eine ähnliche Bewandniß.

3. 4) Die ausgezeichnete Gestalt der Pusteln und ihr
Verlauf, der Unterschied zwischen distincten, cohaerirenden,
confluirenden, u. s. w.

Die Gestalt, Farbe, u. s. w. der Pusteln ist oben zu
verschiedenen Malen deutlich beschrieben (Gregor); sehr häu=
fig aber finden wir nur über den ganzen Körper verbreitete
kleine Geschwüre angegeben, weil die meisten unserer Be=
weisstellen nicht einzelne Krankengeschichten discreter Pocken,
sondern Nachrichten von großen Epidemien confluirender Va=
riola enthalten. Die übrigen von griechischen und römischen
Aerzten hinterlassenen Beschreibungen von Pusteln aller Art,
welche auch leichtere Variola und Varicellen gewiß mit be=
greifen (wie diese auch von Aerzten des 13ten bis 16ten
Jahrhunderts mit Herpes und anderen chronischen Ausschlä=
gen zusammengestellt werden ¹)], sind, in Betreff der For=
men der Pusteln durchgängig mangelhaft, so daß Werlhofs
Vorwurf jene Beschreibungen aller pustulösen Hautaffectio=
nen, nicht die der Menschenpocken allein, treffen würde.
Hätten die Alten die große Bedeutung des Eranthems der
Variola bereits erkannt, hätten sie es nicht, wie alle an=
dere Erantheme, als außerwesentliches zufälli=
ges Symptom irgend eines Fiebers betrach=

---

1) Noch von Lorry werden letztere zum Erysipelas gerech=
net; Tract. de morb. cutaneis. Paris. 1777. p. 184.

tet, so würden wir jetzt vielleicht eine genaue und detaillirte Schilderung der Pockenpusteln in ihren Schriften lesen.

5) Die Perioden der Krankheit.

Eine deutliche Angabe derselben finden wir an mehreren Stellen (Thuc., Notker u. a.). Von allen Perioden der Krankheit aber ist die der Eiterung für die Sinne am meisten auffallend, und mußte vorzüglich die Nichtärzte frappiren, welche daher gewöhnlich nur von dieser erzählen.

6) Die ungeheuern Verheerungen unter den Kindern.

In den meisten Nachrichten von Pockenseuchen wird von den Historikern erzählt, die Krankheit habe weder Erwachsene, noch Kinder geschont; in anderen wird ausdrücklich des häufigeren Dahinsterbens der letzteren gedacht; pestilente Krankheiten anderer Art, Bubonenpest und Petechialtyphus, befallen aber gerade die Kinder verhältnißmäßig selten. Wir haben überdieß oben gesehen, daß die Pockenepidemien, schon wegen ihrer jedesmaligen allgemeineren Verbreitung durch die ganze Population, und wegen ihres bösartigen Charakters, in jenem Zeitalter seltnere Einfälle machten, als in dem unsrigen; sie fanden deshalb damals eine größere Anzahl von erwachsenen Individuen, ganze Generationen, welche die Krankheit noch nicht überstanden hatten; während sie bei uns, in ihrem fünf- oder siebenjährigen Umlaufe, nur eine größere Anzahl von Kindern, eine geringere von Erwachsenen, ergreifen konnten.

7) Die ausgezeichnete Gestalt der Narben, welche weder in den Schriften der Alten, noch in ihren wohlerhaltenen Bildwerken sich finde.

Dieser Einwurf ist wahrlich höchst befremdend. Welche Vorstellung von der Kunst bei den Griechen und Römern,

und von dem, was sie zu erreichen strebt, muß Werlhof
und Huet (welcher zuerst diese Einwendung vorbrachte), vor=
geschwebt haben, wenn sie in den antiken Statüen die Nar=
ben, von Pocken sowohl, als von anderen Verletzungen,
vermissen können? Ringt denn nicht die Sculptur, die
überhaupt mehr aus der Idee, als aus der Natur schöpft,
auch in den eigentlichen Portraitstatüen nur nach dem Ideale,
und bildet der Künstler Göttern, Halbgöttern und Heroen,
Narben, Warzen und andere Makel der Art an? — In
den Schriften der Alten treffen wir allerdings nicht auf eine
solche Beschreibung der Narben, wie sie uns Heim gegeben;
eine solche finden wir aber eben so wenig bei den Arabern.
Diese geben in ihren ausführlichsten Beschreibungen der
Krankheit, so wie sie Rasi und Abu Ali Ebn Senai hinterlassen
haben, auch die Narben, und eine unzählbare Menge von Mit=
teln zu ihrer Vertilgung an; aber keineswegs die charakte=
ristische Form derselben, und die Kennzeichen, die sie von
allen Narben anderen Ursprungs unterscheiden. Wie auf
ähnliche Art bei Aerzten, Rednern und Dichtern der
Griechen und Römer, von Narben, welche nach Anthrakes
und Exanthemen im Gesichte und an den übrigen Theilen
des Körpers zurückgeblieben sind, gar häufig und deutlich die
Rede ist, hat der vielbelesene Hahn [1]) zu überzeugend nach=
gewiesen, als daß ich nicht, zur Vermeidung unnöthiger
Wiederholungen, durchaus auf ihn verweisen könnte. Je=
doch muß ich im Allgemeinen bemerken, daß die Alten, in

---

[1]) Var. antiq. p. 121 — 128. Hensler vom abendl.
Ausf. S. 254. u. 300.

den Beschreibungen äußerlicher Uebel überhaupt, die nach-
bleibenden Narben gewöhnlich übergehen, ihre Gestalt, Farbe, u. s. w. selten angeben, und dafür nur in der Materia
medica manches Mittel als kosmetisch und narbenvertilgend
bezeichnen, ohne auch hier des Ursprungs der Narben zu
gedenken; eine der wenigen Ausnahmen dieser Art findet
sich bei Paul von Aegina (a. a. O. L. IV. c. 46), wo er
von Narben nach Hautausschlägen spricht.

8) Endlich glaubt Werlhof, daß man die verschiedenen
von den Alten beschriebenen Krankheiten, die mit den Pok-
ken unserer Zeit Verwandtschaft und mehrere Symptome gemein haben, die Exantheme, Pusteln, Geschwüre u. s. w.,
für nichts anderes halten dürfe, als für die vielen Arten der
Variolae spuriae oder Varicellen.

Diese Ansicht findet auf die oberflächlichen Beschreibungen der sogenannten Exantheme und Pusteln bei römischen und griechischen Aerzten allerdings Anwendung, aber
nicht auf die allgemein verbreiteten Pestilenzen, deren sie und
die Geschichtschreiber gedenken; wenn diese großen Seuchen
mit über den ganzen Körper verbreiteten Pusteln, Geschwüren und schwärzlichen Borken, die jedesmal einen großen
Theil der Bevölkerung hinrafften, und öfters Blindheit zur
Folge hatten, wirklich zum Pockengeschlecht gehörten: so
waren sie auch gewiß Epidemien der genuinen Variola, und
zwar von dem bösartigsten Charakter. —

Ist es mir nun vielleicht nicht gelungen, die uralte Existenz der Pocken und der ihnen nächstverwandten Exantheme, und ihre Entstehung als gleichzeitig mit dem Menschengeschlechte selbst, oder wenigstens mit dem Anfange der socialen Einrichtungen und der Geschichte, allgemein überzeugend und vor aller Anfechtung sicher dargestellt zu haben, — so wage ich doch zu hoffen, daß der vorliegende Versuch gewichtige und beherzigenswerthe Data zur Rechtfertigung der eben ausgesprochenen Ansicht darbiete. Ganz müssig und unnütz wird aber eine Untersuchung nicht scheinen, welche in der Geschichte so höchst merkwürdiger Uebel einen einzelnen dunkeln Punkt aufzuhellen strebt. Es giebt in den Wissenschaften gewisse Sätze, welche, einstens unzulänglich erwiesen, lange Zeiten hindurch als geheiligte Lehren fortwirken, die aber von Zeit zu Zeit einer neuen unbefangenen Forschung unterzogen werden müssen. Als solche nenne ich aus der Lehre von den Pocken noch das Verhältniß und die Bedingungen ihrer mehrmaligen Wiederkehr bei einzelnen Individuen, und die Art der Verwandtschaft zwischen der Variola und der Varicelle: welch' erfreulicher Lohn meiner schwachen, aber treugemeinten Bestrebungen würde es mir seyn, wenn sie geschicktere Taucher zur Ergründung dieser Tiefen anreizten!